AF285588

Reinhard Frederking
Faszination Autogenes Training mit Klang und Phantasie

Autogenes Training bereichert mit Phantasiereisen, Entspannungsübungen und Klangschalen.

Bibliografische Information der Deutschen
Nationalbibliothek
Die Deutsche Nationalbibliothek verzeichnet diese
Publikation in der Deutschen Nationalbibliografie;
detaillierte bibliografische Daten sind im Internet
über http://dnb.d-nb.de abrufbar

1. Auflage: Mai 2011

Originalausgabe
Veröffentlicht im Verlag Books on Demand

Prüfungsarbeit
zum Entspannungspädagogen
von Reinhard Frederking
Photos und Umschlaggestaltung Reinhard Frederking

Herstellung und Verlag: Books on Demand GmbH, Norderstedt

ISBN 9783842366176

Inhaltsverzeichnis

Jeder Mensch ist etwas besonderes!

Jeder Mensch hat Talente!

Entdecke Deine Talente

und mache etwas Besonderes daraus!

R F

steht für

Reinhard Frederking

Über dieses Buch.

Endlich warme Füße!
Dieses Buch ist das Ergebnis meiner Abschlußarbeit zum Entspannungspädagogen.
Während meiner Ausbildung lernte ich viele Entspannungstechniken kennen. Am meisten fasziniert mich das Autogene Training, endlich bekam ich dank Autogenem Training warme Füße. Und dann die Phantasiereisen, die sind etwas ganz besonderes, da läßt es sich wunderbar in der Gedankenwelt reisen, man kann so richtig schön die Seele baumeln lassen. Phantasiereisen finde ich einfach toll entspannend.
Dann kamen noch die Klangschalen hinzu, es ist schon erstaunlich, wie der Klang der Klangschalen den Körper entspannen kann.
So ergab es sich, daß meine Abschlußarbeit das Thema "Faszination Autogenes Training mit Klang und Phantasie" zum Thema hatte.
Ich wollte das Autogene Training etwas interessanter gestalten und so baute ich die Vorsatzformeln in Phantasiereisen ein oder untermalte sie mit Klangschalen. Hinzu kamen ein paar Entspannungsübungen, die mir persönlich gut gefallen haben.
Dieses Buch ist für alle die sich für Entspannung interessieren und für alle Entspannungspädagogen als Beispiel für einen Kursaufbau.
Das Buch ist so aufgebaut, daß Sie sich in einem meiner Kurse wiederfinden, der Kurs enthält 8 Übungseinheiten, a' ca. 90 Minuten. Ich würde mich auch sehr freuen, wenn Kursleiter diese Übungsarbeit in Ihre Kurse einbauen würden. Bitte vergesst dann nicht zu erwähnen, daß der Kurs nach einer Vorlage von Reinhard Frederking ist.
Zur Mittegestaltung: Die Mittegestaltung soll optisch auf das Thema, das gerade behandelt wird, aufmerksam machen. Gerne können Sie auch Ihre eigene Mitte gestalten. Gestalten Sie die Mitte Ihres Entspannungsraumes, oder einen Tisch oder einen besonderen Platz zum Thema. Sie können natürlich auch mein Mittebeispiel übernehmen.

Über das Autogene Training, nur ganz kurz.
Das Autogene Training ist eine Art der Entspannung und wissenschaftlich anerkannt. Es wurde von Dr. H-J. Schultz entwickelt.
Ich empfehle jedem, der mehr über das Autogene Training wissen möchte, das Buch Autogenes Training von Dr. med. Bernt Hoffmann.

Allgemeines zum Buch:
Alle Bücher aus denen ich Passagen übernommen habe, bzw. die mich zu diesem Buch inspiriert haben finden Sie im Literaturverzeichnis. Diese Bücher empfehle ich auch sehr gerne allen Interessierten zum Lesen.

Und jetzt viel Freude beim lesen dieses Buches.
Die Vorsatzformeln für das Autogene Training und die Phantasiereisen können Sie auch als CD erwerben.

Kapitel I

Ruhe

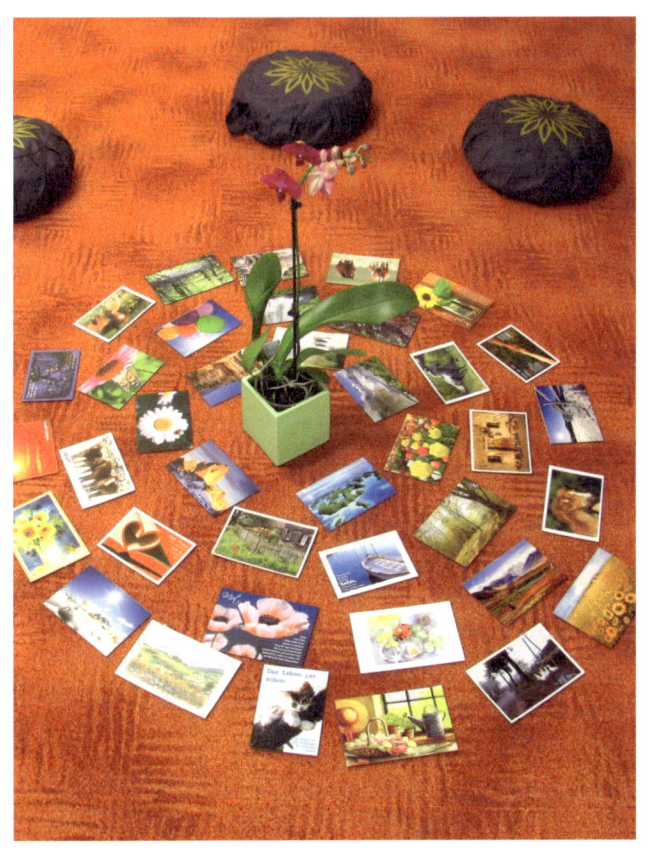

Faszination Autogenes Training

1. Übungseinheit: Thema Ruhe

Mitte

Klangschalen
Bildpostkarten außen herum

Stuhlkreis, oder Sitzkissen um die Mitte

Arme und Beine ausschütteln.

Bevor wir so richtig loslegen, möchte ich Sie bitten aufzustehen.
Bitte legen Sie Uhren und Armketten ab.
Nun schütteln Sie bitte alle einmal Ihren rechten Arm aus, so wie ich.
Einfach locker hängen lassen und ausschütteln. Und bitte vergessen
Sie das atmen nicht. schön gleichmäßig weiter atmen. (ca. 30-60
Sekunden)
Jetzt lassen Sie bitte Ihren Arm hängen und spüren in sich hinein.
Fühlt sich Ihr rechter Arm anders an als der Linke?
Warten ob Teilnehmer (TN) etwas sagen wollen.
Ist er vielleicht schwerer, oder leichter oder ist sonst etwas anders.
Jede Empfindung ist in Ordnung.
Nochmal warten.
Und jetzt nehmen Sie bitte den linken Arm und schütteln den auch
aus, ganz locker, so wie ich. Und denken Sie daran, vergessen Sie
das atmen nicht.(ca. 30-60 Sekunden)
Lassen Sie Ihren Arm wieder hängen und fühlen nach, ob sich etwas
geändert hat.
Fühlen sich die Arme jetzt gleich an, ist der linke Arm jetzt auch
schwerer oder leichter, oder anders wie vorher?
Warten ob Teilnehmer (TN) etwas sagen wollen.

Jetzt machen wir die Übung mit dem rechten Bein, aber bitte nur
mitmachen, soweit es geht, das gilt auch für alle weiteren Übungen,
die wir machen werden. Schön das rechte Bein ausschütteln und

14

gleichmäßig weiteratmen, nicht die Luft anhalten. (ca. 30-60 Sekunden)
Und jetz fühlen Sie einmal, spüren Sie einen Unterschied im linken Bein zum Rest des Körpers?
Jedes Gefühl ist in Ordnung.
Warten ob sich TN äußern.
Und nun kommt auch das linke Bein zu seinem Recht. Bitte schön ausschütteln und das atmen nicht vergessen. (ca. 30-60 Sekunden)
Und was fühlen Sie jetzt?
Warten ob TN was sagen.

Begrüßung

Ich nehme an Sie fühlen sich jetzt gut, anders oder wie auch immer und ich freue mich, daß Sie hier sind und wir gemeinsam die Faszination Autogenes Training erleben.
Kommen Sie zu unseren Treffen bitte immer in bequemer Kleidung und bringen Sie immer warme Socken mit. Matten, Decken und Kissen sind hier.
Wir treffen uns immer hier in diesem Raum.
(Erklären, wo die sanitären Anlagen sind.)

Vorstellungsrunde

Darf ich Sie jetzt bitten sich eine Postkarte auszusuchen und sich auf einen Stuhl/ Sitzkissen zu setzen. Sollten mehrere die gleiche Postkarte auswählen, so setzten Sie sich bitte nebeneinander.
(Wen jeder eine Karte hat.)

Wir werden eine schöne Zeit miteinander verbringen und so möchte ich von Ihnen wissen, ob es Ihnen lieber ist, daß wir uns Siezen, oder ob wir uns für die Zeit des Kurses Duzen wollen.
(Ich nehme an Duzen)

Lasst uns nun miteinander bekannt machen (TN links von mir darf anfangen).
Sagt bitte euren Namen und warum ihr euch diese Karte, die ihr in der Hand haltet, ausgesucht habt und vielleicht noch, warum ihr

diesen Kurs besucht, bzw. was ihr von diesem Kurs erwartet. Als letztes Stelle ich mich vor.

Konzeptvorstellung:

Liebe KursteilnehmerInnen

In diesem Kurs erfahrt ihr, wie ihr euch mittels Autosuggestion selbst beeinflussen könnt, das heißt, das Vermögen, ohne äußeren Anlass Vorstellungen in sich zu erwecken, sich selbst zu beeinflussen.
Schließt bitte einmal die Augen. Jeder von euch hat sicher schon einmal auf eine Zitrone gebissen. Stellt euch das jetzt einmal vor. Ihr beißt auf eine Zitrone und kaut vielleicht ein bisschen darauf herum. (Schauen ob jemand sein Gesicht verzieht.)
Ihr dürft die Augen wieder öffnen.
Hat jemand etwas empfunden?
Der Biss in die Zitrone ist in eurem Gedächtnis gespeichert. Genauso wie der Biss in die Zitrone kann man Sätze und Formeln speichern, das wisst ihr sicher noch aus der Schulzeit.
Dieses üben aus sich selbst heraus wurde von dem Berliner Neurologen und Psychiater Johannes Heinrich Schultz entwickelt und veröffentlicht.
Das Autogene Training und die Progressive Muskelentspannung sind momentan die einzigen Entspannungsmethoden, die wissenschaftlich bewiesen und anerkannt sind.
Das Ziel des Autogenen Trainings ist Entspannung - und davon ausgehend - Erholung, Leistungssteigerung und,ganz allgemein, eine Steigerung der Fähigkeit, in Harmonie und ruhiger Gelassenheit zu leben.
Um das Autogene Training noch abwechslungsreicher zu gestalten, habe ich das Autogene Training mit Phantasiereisen und Meditationen aufgepeppt.
Sowohl Phantasiereisen und Meditationen, als auch Lernabschnitte werde ich stellenweise mit Klangschalen untermalen, bzw. begleiten, denn die Töne und Schwingungen der Klangschalen haben auf viele Menschen eine entspannende und lockernde Wirkung.

16

Zur Lockerung unsres Körpers werden wir gemeinsam einige Entspannungsübungen aus unterschiedlichen Entspannungstechniken ausführen, wie z. B. das Arme und Beine ausschütteln, das ihr ja schon gelernt habt.

Die Hauptthemen werden sein:
- Autogenes Training
- Phantasiereisen
- Klangschalen

Elemente die zusätzlich im Kurs enthalten sind:
- Atem- und Körperwahrnehmung
- Eutonie
- PME / Progressive Muskelentspannung
- Do In / Selbstmassage

Jetzt lasst uns einen kleinen Test machen, den Pendeltest.
Nehmt bitte eine dünne Kette mit Anhänger, oder ein Pendel. Haltet das Pendel mit zwei Fingern. Denke jetzt bitte: bewege dich links-rechts und schaue was sich tut. Dann denke bitte: bewege dich vor und zurück und schaue was passiert. Es kann auch sein, daß nichts passiert.

Räkeln

Laßt uns nun im Raum verteilen, so daß jeder genügend Platz hat, sich frei zu bewegen.
Wir wollen uns nun alle einmal ausgiebig räkeln.

(Leise Musik, z.B. Behind the Gardens - Behind the Wall - Under the Tree auf der gleichnamigen CD von Andreas Vollenweider /sanfte Harfenmusik 7:23 Minuten)

Räkeln ist die ursprünglichste Form der Entspannung:

- Babys machen es
- Tiere machen es
- Der Urinstinkt ist noch vorhanden

Und jetzt strecken und dehnen wir uns.
Es gibt sechs Richtungen, in die wir uns bewegen können:

- nach oben
- nach unten
- nach vorne
- nach hinten
- nach links
- nach rechts
- in mehrere Richtungen gleichzeitig, falls das geht

Bitte langsame Bewegungen machen und nur machen was wirklich geht.
Musik aus.

Wie fühlt ihr euch?

Räkeln kann man im Liegen, im Sitzen und auch im Stehen machen.
Räkeln kann man sich auch mit oder ohne Musik.

Der angenehme,sichere Ort.

Imaginationsübung zu Beginn eines AT-Kurses
Der Kursleiter und die Teilnehmer sind per Du

Holt euch bitte eine Matte und sucht euch einen Platz zum Ausbreiten.

Einleitung für die Übung im Liegen oder Sitzen

- Mache es dir nun richtig bequem. Lege oder setze dich hin und strecke dich aus, soweit das geht. Räkle dich wohlig, das läßt schon einmal etwas Spannung im Körper lösen

- Finde eine bequeme Position in der Rückenlage, oder im Sitzen, die Arme entspannt neben dem Körper, die Beine ausgestreckt, bzw. leicht angewinkelt, die Fersen ungefähr handbreit auseinander.
- Vielleicht wackelst du etwas mit deinem Po, als wenn du am Sandstrand liegen würdest. Stelle dir vor du machst eine Kuhle in den Sand und liegst noch bequemer.
- Vielleicht wackelst du auch noch etwas mit deinen Schultern und machst auch mit ihnen eine Kuhle in den Sand und so liegst du noch etwas bequemer.
- Und während du hier in angenehmer Atmosphäre liegst oder sitzt, wird dich meine Stimme begleiten.

- Es kann aber auch sein das du andere Geräusche hörst, wie das Atmen oder Schnarchen deines Nachbarn, ein vorbeifahrendes Auto oder was auch immer du hörst. Geräusche kommen und gehen, sie sind wie Pusteblumen im Wind, sie fliegen vorbei. Geräusche sind wie Gedanken, sie kommen und gehen, sie kommen und gehen.

Erlaubnis
- Und wenn du willst, kannst du deine Augen schließen.
- Und wenn du an irgendeiner Stelle das Bedürfnis hast deine Augen zu öffnen und wach zu sein, dann öffne deine Augen und du bist wach.

Atmung

- Nun kannst du dir auch einige wohltuende Atemzüge erlauben ..... und ruhig einatmen ..... und ruhig ausatmen .... und spüren wie der Atem kommt ..... und geht .... das Einatmen wahrnehmen ..... und das Ausatmen wahrnehmen ..... und dabei spüren, wie der Atem ruhiger und ruhiger wird .....

- ..... denn der Atem wird ruhig .....
- ..... der Atem wird ruhig .....

Ruhe

- Und da kann es durchaus sein, daß du noch etwas Unruhe spürst ..... jetzt noch ..... und in der Erinnerung kann der Kontrast dazu, um so deutlicher wahrgenommen werden ..... diese angenehme, wohltuende Entspannung und Ruhe ..... dieses tiefe gelöst sein, das sich ganz von alleine einstellt .....

- ..... und so kommt die Ruhe ganz von selbst .....

- ..... die Ruhe kommt von selbst .....

- Und während du hier liegst oder sitzt, im Raum der Ruhe und Stille, da kann es einfach so sein, daß es so ist, daß du spürst, ich werde ruhiger und ruhiger .....

- Und einige sind bereits schon angenehm ruhig und die Ruhe wirkt auf sie ..... denn ich werde ruhig ..... ich werde ruhig ..... denn die Ruhe kommt von selbst ..... sie kommt ganz tief von innen heraus, und das einfach so ..... ganz wie von selbst ..... völlig unwillkürlich ..... und gleichzeitig ganz natürlich. ..... und das kann so schön und angenehm sein ..... ganzheitlich ..... harmonisierend ..... Körper ..... Geist ..... und Seele .....

- ..... und ich werde ruhig ..... ich werde ruhig ..... angenehm ruhig ....., kein Mensch kann, wie auch immer Ruhe machen ..... Ruhe können wir finden ..... denn die Ruhe kommt von selbst, ... die Ruhe wird mehr ..... und mehr ..... die Ruhe bleibt .....

- Ist es nicht so, daß diese Ruhe so angenehm und erholsam wirkt?

- Darum diese Ruhe genießen .....

Hauptteil

- Und wie gut zu wissen und zu spüren, der ruhige, gelassene Atem ist wie ein mächtiger Begleiter, der dir versichert

"Du bist voller Kraft und Energie!"

- Du bist voller Frieden ..... Sicherheit ..... angenehmen Gefühlen ..... Glück .....

- Und so kann es einfach so sein, daß es so ist, daß sich dieses Gefühl von Ruhe und Schwere oder Leichtigkeit dich ganz von alleine mit einem angenehmen und sicheren Ort verbindet .....

- So ist es angenehm zu wissen, ... es ist dir jetzt möglich, ... einfach so, ... sich in der eigenen Vorstellung an einen Ort zu bringen ..... - ganz spontan - ..... der für dich möglichst voller Frieden, Sicherheit und Glück ist.
- Und das kann ein Ort sein, den du häufig aufsuchst, ... oder ein Ort, an dem du vor langer Zeit einmal warst, ... oder vielleicht ein Ort, der nur in deiner Vorstellung existiert.

- Und wie angenehm und wohltuend kann es sein, am ersten Ort, voller Frieden, Sicherheit und Glück, zu verweilen, am ersten Ort, der sich bei dir einstellt .....

- Und ist es nicht interessant, ... einer meiner Ausbilder sagte dazu in seinen Seminaren stets: "Wie schön ist es, am ersten Ort zu verweilen, der sich bei dir einstellt, ... denn der erste Ort ist derjenige, der spontan erschien, und so kannst du bei ihm verweilen."

- Denn ist es nicht so: .....dieser Ort kam von ganz unten zu dir ..... und er ist auf vielfältigen Ebenen deines Lebens mit Wohlgefühl, ... Entspannung ..... und Sicherheit verbunden .....

- Und wie wohltuend kann es sein, die gesamte Szenerie dieses Ortes mit allen seinen Sinnen zu genießen .....

- Welche Farben kannst du sehen ..... an deinem sicheren Ort? ..... min 1 Minute Zeit lassen!
- Welche Gerüche riechst du dort? ..... min 1 Minute
- Welche Geräusche kannst du an deinem Ort hören? ..... min 1 Minute
- Welche Bewegungen kannst du sehen? ..... min 1 Minute
- Was fühlst du noch? ..... min 1 Minute

- Und ich frage mich: "Wie erlebst du deinen ganz persönlichen angenehmen sicheren Ort? ..... JETZT .....
- ..... und dabei in der eigenen Mitte sein, die möglicherweise am deutlichsten und konzentriert im Bauch gespürt werden kann, ... dies kann zu einer großen Gelassenheit führen ..... zu einem tiefen Gelöstsein und Gelassenheit .....

- Und wie gut, dabei auf einer tieferen Ebene zu wissen, während sich all dies im Innersten vergegenwärtigt, wird dieser Ort in den wichtigen, tiefen Teilen des eigenen Inneren ..... mit den Vorstellungen von Frieden, ... Sicherheit, ...angenehmer Atmosphäre, ... Glück, ... und Entspannung ..... verbunden.

- Und so kannst du es dir erlauben, wenn du möchtest ..... dich mehr und mehr zunehmend entspannt und behaglich zu fühlen ..... ja und warum nicht, dich vom Wachbewußtsein vollkommen lösen, ja dies ist jetzt möglich ..... und selbst im Wachbewußtsein kann das Denken an diesen Ort all dies hervorrufen, was du jetzt empfindest .....

- Es ist möglich, wann immer du möchtest, mehrmals am Tag ..... an diesen sicheren, wohltuenden Ort zu gehen .....

- Und wie gut im Innersten zu wissen, wie hilfreich es sein kann, beim Üben von Autogenem Training, an diesen sicheren Ort zu gehen ..... und auf diese Weise ist es möglich, diesen Ort in sein tiefstes Inneres einzuprägen, so daß es mehr und mehr einfacher wird aus der Vorstellung des guten Ortes Nutzen zu ziehen.

- Und ist es nicht so, Veränderungen sind manchmal schwer, ... manchmal leicht, ... manchmal geschehen sie auch einfach so ..... und so sind diese Veränderungen, die vorteilhaft sind, ... für dich möglich, ... jetzt .....

- Es ist interessant, wie dein Organismus dir jetzt ..... diese Ruhe, ... diese Entspannung, ... und dieses Gelöstsein schenkt. ..... Und wie schön ist es, diesen angenehmen Zustand zu genießen, ...jetzt ..... und wie gut zu wissen: So kannst du dir selbst eine Insel der Ruhe und Gelassenheit schenken, wann und wo immer du willst.

Ruhe

- Und so brauchst du gar nicht bewußt zu wissen, wie du dich entspannst, ... und du brauchst gar nichts bestimmtes zu tun, ... damit sich dieses Gefühl tieferen gelöst sein einstellt, ... denn es kommt ganz von selbst, ... einfach so, ... ganz unwillkürlich, ... denn es kommt ganz tief von innen heraus .....
- ..... und es ist interessant, wie dein Organismus dir jetzt diese Ruhe und Gelassenheit schenkt .....
- ....., und so kannst du frei sein für wohltuende Wahrnehmungen deines Geistes, ... für das, ... was dein Organismus dir jetzt in hilfreicher, gesunder und angenehmer Weise erleben lassen kann und will ..... und dabei die Ruhe und Stille genießen, ... die Schwere oder Leichtigkeit deines Körpers ..... und Ruhe deines gesamten Organismus .....

Reorientierung / Rücknahme

- Du liegst oder sitzt hier im Raum der Ruhe und Stille, ... du hörst meine Stimme .....
- Manchmal kann meine Stimme leiser scheinen, ...

manchmal kann meine Stimme deutlicher gehört werden, ...
manchmal kann meine Stimme möglicherweise nicht zu
hören sein oder meine Stimme klingt, als würde ich nuscheln
.....

- ..... und jetzt hörst du meine Stimme wieder zunehmend klar und deutlich.
- Du kannst auch wieder andere Geräusche hören, vielleicht (nennen, was zu hören ist)
- Und so kannst du dich wieder ganz in deinem Rhythmus darauf einstellen, sich in einigen Augenblicken, aus der guten Entspannung zurück zu nehmen, ... um dann wieder **wach, ... frisch, ... und fit** zu sein ..... und so tief und gut einzuatmen und auszuatmen .....
- Und so werde ich in einigen Augenblicken von 1 - 10 zählen und du kannst dich bei der Zahl, bei der du magst, dich recken und strecken und wieder **wach, frisch und fit sein,** gut und tief erholt .....
- 1 - 2 - 3 - 4 - 5 - 6 - 7 - 8 - 9 - 10 -
- Und wer so weit ist kann seine Augen öffnen und diejenigen, die liegen, können sich auf die Seite rollen und hinsetzen.
- Shanti anklingen lassen und durch den Raum gehen.
- Wenn es zu lange dauert: Zimbeln anklingen lassen, denn die hohenTöne sind Kopftöne und lassen meist schnell erwachen.
- Wenn immer noch nicht jeder wieder da ist.
  Ist es für euch in Ordnung, wenn wir einstweilen weiter machen, diejenig/derjenige kommt sicher gleich zu uns.

Reflexion

- "Und wie geht es euch jetzt?? Konntet ihr entspannen?? Was habt ihr erlebt?"
  Könnt ihr das in ein-zwei Sätzen wiedergeben?
  Jeder der will darf!

- Diesen sicheren und angenehmen Ort könnt ihr euch jederzeit beim Üben von AT vergegenwärtigen um zur Ruhe zu kommen.

Die Formel für die Ruhe im Autogenen Training ist: "Ich bin vollkommen ruhig und gelassen".
Mancher bevorzugt die Formel: "Ich werde vollkommen ruhig und gelassen".
Das liegt auch am Gesetz von der das Gegenteil bewirkenden Anstrengung. Bei Manchem sagt die innere Stimme ich bin aber nicht ruhig und gelassen. Bei wem das so ist, der sollte die Formel: "Ich werde vollkommen ruhig und gelassen", verwenden.

(Reserveübung Bauchmassage mit Tennisball ca. 8 Minuten)

"So, fangt einmal!" Ich werfe jedem einen Tennisball zu.
Legt euch nun bitte noch einmal mit dem Rücken auf die Matte. Wer es braucht, kann sich ein Kissen unter den Kopf legen.
Nehmt nun den Tennisball und rollt ihn über euren Bauch, am besten in kreisenden Bewegungen im Uhrzeigersinn.
Diese Übung kann auch die Darmtätigkeit anregen.
Rollen im Uhrzeigersinn, weil unsere Darmtätigkeit im Uhrzeigersinn funktioniert.
Versucht nun einmal den Tennisball zu spüren.
Spürt nun einmal in eurer Hand, wie er sich da anfühlt:
- Wie ist die Oberfläche, flauschig oder rauh, oder anders?
- Wie ist er beschaffen, ist er hart oder weich?
- Ist er groß oder klein?
- Ist er leicht oder schwer?

Jetzt spürt einmal auf eurem Bauch, wie sich der Tennisball da anfühlt:
- gibt es einen Unterschied zum Fühlen in der Hand?
- was spürt ihr durch den Stoff?

Laßt den Tennisball noch ein wenig kreisen, spürt wie gut das tut.

Und nun rollt ihr euch auf die Seite und setzt euch hin.
Wie fühlt ihr euch?
Hat es gut getan?

Legt nun bitte die Matten und die Tennisbälle zur Scite.**)**

Do In Arme & Beine

Sucht euch bitte einen Platz zum Hinstellen, an dem ihr etwas Abstand zu eurem Nachbarn habt.
Wir machen eine Aktivierungsübung.
Ich erkläre die Übung und mache sie vor.

Bitte die Übungen nur so weit machen wie es für den Einzelnen machbar ist.
Immer nur machen was geht!

Klopfen oder Streichen
- Mit der rechten Hand auf das linke Schlüsselbein klopfen
- Auf der Innenseite des Armes entlangklopfen bis zur Handfläche
- Auf der Außenseite (Handrücken) des Armes nach oben bis zur Schulter klopfen
- 3 x wiederholen
- Mit der linken Hand aufs rechte Schlüsselbein klopfen
- Auf der Innenseite des rechten Armes bis zur Handfläche klopfen
- Auf der Außenseite (Handrücken) des Armes nach oben bis zur Schulter klopfen
- 3 x wiederholen
- Hände zu losen Fäusten ballen und mit den Handknöcheln den Po abklopfen
- Auf der Außenseite der Beine, bei der Hüfte beginnen, bis zu den Füßen klopfen
- Auf der Innenseite der Beine nach oben klopfen, bis zur Hüfte
- 3 x wiederholen

Wohlfühlort zu Papier bringen.

So und jetzt kehren wir zu eurem Wohlfühlort zurück, bevor er aus eurem Gedächtnis verschwindet.
Nehmt euch bitte jeder eine Moderationskarte und einen Stift.
Schreibt bitte jetzt euren Wohlfühlort auf eure Karte.
Ihr könnt nur den Namen schreiben, Ihr könnt ihn beschreiben, oder ihr könnt ihn auch malen.
Wer fertig ist, kann seinen Wohlfühlort an die Pinnwand heften.

(Verschiedene Karten und Stifte sollten bereit liegen.)

Gedanken zum Mitnehmen.

Setzt euch bitte bequem hin. Ihr bekommt von mir einen Gedanken mit nach Hause. Wer von euch Lust hat, wir haben noch sieben Abende zusammen, kann für einen der nächsten Abende einen Gedanken mitbringen, den er uns allen mitgeben möchte.
Heute bekommt ihr von mir eine kleine Geschichte mit nach Hause.
Diese Kurzgeschichte ist aus dem Buch: Der Wind bringt mir die Träume zurück, von Else Müller.
- Klangschale anklingen lassen.
- Warten bis Klang fast vorbei.

Der Rosenstrauch, von Else Müller
In einem alten englischen Garten steht ein Rosenstrauch, der vom Frühling bis zum Herbst bedeckt von roten Rosen ist. Eine Blüte schöner als die andere. Vor soviel Schönheit stehen die Menschen bewundernd. Davon erfährt das ganze Land, und junge und alte Menschen eilen zu dieser Schönheit.
Der Rosenstrauch wurde eines Tages müde von der Bewunderung. Vom vielen Blühen fühlte er sich erschöpft. Die ungezählten Blüten hatten zuviel von seiner Lebenskraft verbraucht. Der Rosenstrauch hatte die Bewunderung der vielen Menschen sehr genossen, eitel gab er sich der Anbetung hin. Als er langsam welkte, die Blüten ihr schönes Rot verloren hatten, ergriff ihn eine tiefe Traurigkeit. Er hatte keine Freude mehr an seinem Leben.

An einem Tag im Herbst, die Nebel hingen in den Büschen und Bäumen, setzte sich ein Vogel auf den Rosenstrauch und sagte zu ihm:"Vergiss deine Eitelkeit, dein Bestreben, dich so glänzend den Menschen zu zeigen. Gebe dein Warten und Hoffen auf Bewunderung auf. Blühe nur zu deiner eigenen und Gottes Freude." Der Rosenstrauch nahm sich die Worte zu Herzen. Und siehe da, an einem Tag im Frühling grünte der Rosenstrauch wieder, und an einem hellen Sommertag wuchs eine erste Rosenknospe aus dem Grün. Als ihre Zeit gekommen war, erblühte sie zu einer wunderschönen, schneeweißen Rose.

- Klangschale anklingen lassen
- Warten bis der Klang vorbei ist

<u>Kärtchen Ruheformel mitgeben.</u>

Und nun erhaltet ihr von mir euer erstes Übungskärtchen, um zu Hause fleißig zu üben.
Übt diese Formel mehrmals täglich.

<u>Vorschau:</u>

Bitte bringt zu unserem nächsten Treffen einen Gedanken für den Heimweg mit.

Das nächste Mal behandeln wir das Thema Schwere.

<u>Verabschiedung:</u>

(Ich wünsche Euch einen entspannten Heimweg und vergesst das Üben nicht!)

Wenn ich morgens aufwache
und die Vögel singen,
fühle ich mich wie im Paradies

R F

Kapitel II

Schwere

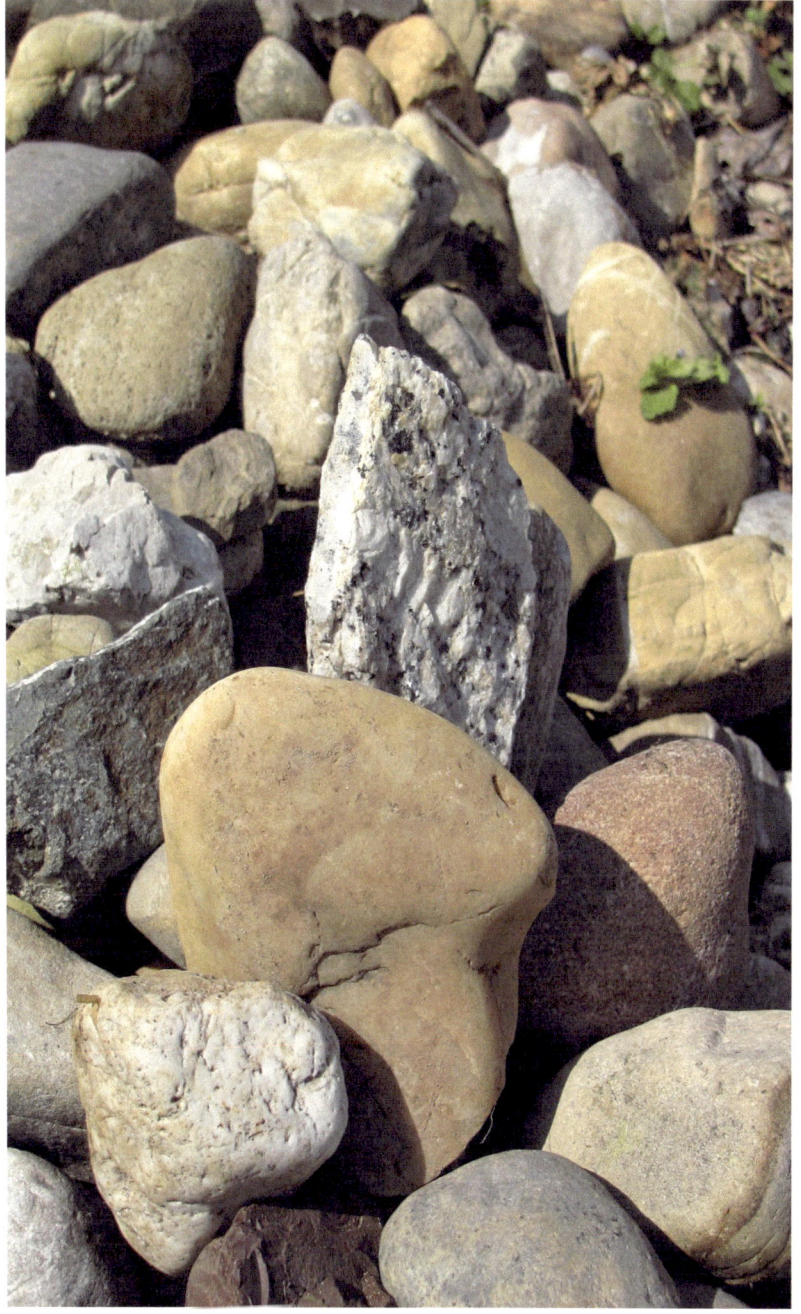

Faszination Autogenes Training, Schwerpunkt: Schwere

Mitte Stein

Verschiedene Steine schneckenförmig aneinanderreihen

Begrüßung

Schön, daß ihr alle da seid, wie ist es euch ergangen, habt ihr fleißig geübt?

Reflexion der Hausaufgabe

Setzt euch bitte auf die Sitzkissen.
Jetzt erzählt einmal, hat das Üben mit der Ruheformel Spaß gemacht?
Hat vielleicht der/die Eine oder Andere schon etwas gemerkt?

Vorstellungsrunde mit einem Stein

Unser heutiges Thema ist die Schwere.
Ich reiche einen schweren Kieselstein an meine Sitznachbarin / meinen Sitznachbar.

Als kleine Auffrischung für unser Gedächtnis bitte ich euch euren Namen zu sagen und die Namen derjenigen, die den Stein schon hatten zu wiederholen, und dann den Stein weiter zu reichen.
Wenn ihr den Stein habt, macht euch doch kurz Gedanken über den Stein. Ist er schwer, wie ist seine Form, seine Oberfläche, seine Farbe.

Wie habt Ihr den Stein empfunden?

Was habt ihr gefühlt?

Laßt uns, um so richtig anzukommen eine kleine Meditation machen.

Steht doch bitte alle einmal auf.
(Wenn das Wetter paßt in den Garten, auf den Balkon, oder die Terasse gehen, wenn das nicht möglich ist, vielleicht das Fenster öffnen und frische Luft herein lassen.)
Laßt zu euren Nachbarn genügend Platz, daß ihr euch frei bewegen könnt.

Bewegungsmeditation aus der Ausbildung

Anleitungstext	Übung	Therapeutischer Inhalt
Morgensonne Die Sonne geht auf	Beide Arme nach oben strecken - Spannung bis in die Fingerspitzen, große Kreise ziehen.	- Begrüßung und Ankommen - Dynamische Muskelbewegung und Dehnung - Phantasieanregung
Die Blätter tanzen im Morgenwind	Arme nach oben strecken - Hände und Arme locker schütteln.	- Entspannung der Arme und Hände - Phantasieanregung
Du schiebst alle Wolken am Himmel weg.	Arme nach oben strecken- Handrücken aneinander, Hände vom Körper weg bewegen.	- Dehn- und Streckübung - Atemverstärkung - Phantasieanregung
Du streckst dich der Sonne entgegen	Arme nach oben strecken, mal den Rechten, mal den Linken, so hoch es	- Dehn- und Streckübung - Atemvertiefung - Phantasieanregung

	geht, Fingerspitzen strecken.	
Du holst dir einen Sonnenstrahl, wärmst damit dein Herz und wünscht dir was.	Beide Arme nach oben strecken. Beide Hände holen einen Sonnenstrahl und wandern mit dem Sonnenstrahl in Richtung Herz.	- Affirmation - Phantasieanregung

Therapeutischer Inhalt	Anleitungstext	Übung
- Begrüßung und Ankommen - Dynamische Muskelbewegung und Dehnung - Phantasieanregung	**Abendsonne** Die Sonne geht unter	Beide Arme nach oben strecken - Spannung bis in die Fingerspitzen, große Kreise ziehen.
- Entspannung der Arme und Hände - Phantasieanregung	Die Blätter tanzen im Abendwind	Arme nach oben strecken - Hände und Arme locker schütteln.
- Dehn- und Streckübung - Atemverstärkung - Phantasieanregung	Du schiebst alle Wolken am Himmel weg.	Arme nach oben strecken- Handrücken aneinander, Hände vom Körper weg bewegen.
- Dehn- und Streckübung - Atemvertiefung - Phantasieanregung	Die Sterne erscheinen am Himmelszelt. Du streckst dich	Arme nach oben strecken, mal den Rechten, mal den Linken, so hoch es

	hoch zu den Sternen.	geht, Fingerspitzen strecken.
- Affirmation - Phantasieanregung	Du holst dir den schönsten Stern vom Himmel - Er ist dein Glücksstern. Leg ihn dir an dein Herz. Du bist ein Glückskind, geborgen, geschützt, gewärmt.	Die hochgestreckten Hände greifen nach einem Stern.

Erklärung zur Schwereübung

Wenn ein Körper vollkommen entspannt ist, ist er schwerer, als wenn er angespannt ist. Denkt einmal an Babys, wenn die euch im Arm einschlafen, sind die schwerer als wenn sie wach sind. Babys fühlen sich auf dem Arm geborgen und wenn sie einschlafen, sind sie komplett entspannt.
Laßt uns dazu eine Übung machen.

Partnerübung

Sucht Euch einen Partner.
Stellt euch gegenüber.
Einer von euch legt seinen Arm /Unterarm in die Hände seines Gegenüber.
Spürt ihr das Gewicht des Armes?

Und jetzt wiederholt derjenige von euch, der seinen Arm entspannen soll, in Gedanken die Sätze, die ich vorsage 1 mal, vielleicht mit geschlossenen Augen. Euer Partner wird euren Arm festhalten. Der Armhalter schaut ob er einen Unterschied spürt.

Ich bin ganz ruhig und gelassen. 1 mal wiederholen lassen.
Arm ganz schwer - ganz schwer - schwer. 1 mal wiederholen lassen.
Arm ganz schwer - ganz schwer - schwer. 1 mal wiederholen lassen.
Arm ganz schwer - ganz schwer - schwer. 1 mal wiederholen lassen.
Arm ganz schwer - ganz schwer - schwer. 1 mal wiederholen lassen.
Arm ganz schwer - ganz schwer - schwer. 1 mal wiederholen lassen.
Arm ganz schwer - ganz schwer - schwer. 1 mal wiederholen lassen.

- Spürt der Halter des Armes einen Unterschied?
- Spüren beide einen Unterschied?
- Was habt ihr empfunden?

Jetzt wechselt bitte. Der Andere von euch hält jetzt den Arm.
Kurz warten.

Ihr sagt mir den vorgesprochenen Text wieder in Gedanken nach.
Ich bin ganz ruhig und gelassen. 1 mal wiederholen lassen.
Arm ganz schwer - ganz schwer - schwer. 1 mal wiederholen lassen.
Arm ganz schwer - ganz schwer - schwer. 1 mal wiederholen lassen.
Arm ganz schwer - ganz schwer - schwer. 1 mal wiederholen lassen.
Arm ganz schwer - ganz schwer - schwer. 1 mal wiederholen lassen.
Arm ganz schwer - ganz schwer - schwer. 1 mal wiederholen lassen.
Arm ganz schwer - ganz schwer - schwer. 1 mal wiederholen lassen.

- Spürt der Halter des Armes einen Unterschied
- Spüren beide einen Unterschied?
- Was habt ihr empfunden?

Und eine weitere Übung. Jedes Paar holt sich bitte eine Matte.
Einer legt sich auf die Matte und hält sein Bein hoch; der Andere hält
das Bein. Versucht zu spüren, wie schwer sich das Bein halten läßt.

Der am Boden liegende schließt vielleicht wieder seine Augen; dein
Partner hält dein Bein und läßt es bestimmt nicht fallen, und spricht
den vorgesprochenen Text wieder in Gedanken nach. Die Textzeile
Bein ganz schwer, ganz schwer, schwer, spreche ich 2 mal vor, und
ihr in Gedanken mit und ihr wiederholt sie 4 mal in Gedanken.

36

Ich bin ganz ruhig und gelassen. 1 mal in Gedanken wiederholen.
Bein ganz schwer - ganz schwer - schwer.
Bein ganz schwer - ganz schwer - schwer. 4 mal in Gedanken wiederholen.

- Und wie fühlt ihr euch jetzt?
- Merkt ihr einen Unterschied?
- Ist das Bein tatsächlich schwerer geworden?

Jetzt tauscht bitte die Plätze. Gleiche Übung noch einmal.

Ich bin ganz ruhig und gelassen. 1 mal in Gedanken wiederholen.
Bein ganz schwer - ganz schwer - schwer.
Bein ganz schwer - ganz schwer - schwer. 4 mal in Gedanken wiederholen.

- Und wie fühlt ihr euch jetzt?
- Merkt ihr einen Unterschied?
- Ist das Bein tatsächlich schwerer geworden?

Reflexion

Wie habt ihr die Übung empfunden?

Erklärung zu den Formeln

Die Schwereformeln habe ich in eine kleine Phantasiereise eingebaut.

Noch einmal zu Erinnerung,die Formel für den Arm heißt: "Arm ganz schwer, ganz schwer, schwer."

Und die Formel für das Bein heißt: "Bein ganz schwer, ganz schwer, schwer."

Wenn ihr diese Formeln hört, sprecht ihr sie bitte in Gedanken mit, und wiederholt die Formel in Gedanken noch 4 mal.

Die Ruheformel, ich bin oder werde ganz ruhig und gelassen, wiederholt ihr in Gedanken 1 mal.

Do In

So und jetzt steht ihr bitte einmal alle auf, haltet Platz zu eurem Nachbarn.
Wir machen eine kleine Klopfmassage. Ihr kennt sie von der letzten Stunde.
Laßt uns gemeinsam beginnen.
Wir klopfen die linke Schulter und das Schlüsselbein mit der rechten Hand und klopfen auf der Innenseite des linken Armes bis zur Handinnenfläche, am Handrücken den Arm wieder nach oben, bis zum Schlüsselbein. Das Ganze 3 mal. Dann die andere Seite. Als nächstes mit den Handknöcheln die Pobacken massieren, dann mit der Handfläche die Hüfte klopfen und ander Außenseite der Beine nach unten klopfen, über die Fußsohle und an der Innenseite der Beine wieder hoch bis zu den Hüften und außen wieder hinunter. Auch diese Übung 3 mal.

Arme und Beine gegengleich

Jetzt spreitzt bitte ein Bein vom Körper seitlich ab und gleichzeitig hebt ihr den gestreckten gegenüberliegenden Arm. Und dann das andere Arm-Bein-Paar. Immer schön im Wechsel.

Körperreise im Sitzen
(Aus der Ausbildung Entspannungspädagoge, Akademie Gesundes Leben)

Setze dich bequem auf deinen Stuhl und nimm wahr, wie dein Körper Kontakt mit der Sitzfläche aufnimmt. Spüre den Boden unter deinen Füßen. Lege die Hände locker auf deine Oberschenkel. Der Atem fließt ruhig ein und aus…. Es geht dir gut…Spüre deine rechte Hand und deinen rechten Arm. Die Energie fließt über den rechten Ellenbogen in die rechte Schulter….. Dein Arm liegt ganz locker und gelöst. Der Atem fließt gleichmäßig ein und aus. Die Energie fließt nun von der rechten in die linke Schulter. Spüre, wie die Energie von der rechten in die linke Schulter,…über den linken Ellenbogen in die linke Hand fließt……. Gehe nun mit deiner Aufmerksamkeit zu deinem Nacken. Von deinem Nacken fließt die Energie über den Rücken, … die Taille, ….das Becken, das Gesäß, über die Oberschenkel und Waden in beide Füße….. Sitze einfach entspannt und genieße das Gefühl, dich nicht bewegen zu müssen…….. Spüre wie eine angenehme Wärme deinen Körper erfüllt……. Dein Atem fließt ein und aus.

Vielleicht werden deine Arme ganz schwer oder ganz leicht. Dies ist ein Zeichen der Entspannung. Deine Stirn ist angenehm kühl und glatt. Genieße dieses Gefühl.

Vielleicht möchtest du dich jetzt an einen angenehmen Ort begeben….verweile eine Weile dort……….

Und wenn du soweit bist, dann komme wieder auf deine Weise zurück ins Hier und Jetzt. Öffne deine Augen und strecke dich. (Shanti erklingen lassen.)

Wie fühlt ihr euch heute, was habt ihr empfunden?
Wer mag darf sich dazu äußern.

Koosballwerfen.

Alle TN stehen im Kreis.
Der Koosball wird einer TN zugeworfen, und deren Name genannt, die den Koosball noch nicht hatte und merkt sich diese TN.
Wer den Koosball schon hatte, legt seine Hände auf den Rücken.
Nun wird der Koosball wieder geworfen und sollte in der gleichen Reihenfolge weiter geworfen werden.

Nun kommt ein kleiner Koosball dazu und es wird weiter in der gleichen Reihenfolge, aber mit zwei Bällen nacheinander geworfen.
Nun kommt ein dritter, ein großer Koosball dazu, den kann man auch entgegengesetzt werfen lassen.
Nach einer Weile werden die Koosbälle wieder eingesammelt.
Das Gefühl für unterschiedliche Schwere wird gefördert.

Räkeln

Holt euch bitte Matten, Kissen und Decken, je nach dem was ihr braucht.
Sucht euch einen Platz und legt euch hin.
Und jetzt räkelt euch einmal ausgiebig.
-
Streckt euch, ohne die Luft anzuhalten
-
Dehnt euch genüßlich
-
Wer will kann seine Augen schließen.
-
Und schön gleichmäßig weiteratmen
-
Laßt den Atem gleichmäßig fließen
-
Fühle dich wohl beim Dehnen und Strecken
-
Atme gleichmäßig und ruhig

Phantasiereise zu Schwere (von Reinhard Frederking)

(Einleitung mit Klangschalen)

(Es können eine oder mehrere Klangschalen genommen werden. Klangschalen bitte mit Gefühl und nicht zu laut anklingen lassen.)

Finde jetzt eine bequeme Position in der Rückenlage, die Arme entspannt neben dem Körper, die Beine ausgestreckt, die Fersen ungefähr handbreit auseinander.

Vielleicht wackelst du etwas mit deinem Po, als wenn du am Sandstrand liegen würdest. Stelle dir vor du machst eine Kuhle in den Sand und liegst noch bequemer.

Vielleicht wackelst du auch noch etwas mit deinen Schultern und machst auch mit ihnen eine Kuhle in den Sand und so liegst du noch etwas bequemer.

Klangschale anklingen lassen

Lausche den Tönen der Klangschale und wenn du willst, dann schließe deine Augen, du kannst sie aber auch offen lassen, irgendwann fallen sie auch von alleine zu.

Klangschale anklingen lassen

Höre nun bitte auf die Töne der Klangschale.
Nimm wahr wie sie entstehen und wie sie langsam wieder leiser werden.

Klangschale

Nimm wahr aus wieviel unterschiedlichen Tönen sie bestehen.

Klangschale

Wenn du genau hinhörst, wirst du bemerken,
dass diese Töne aus Schwingungen bestehen.
Laß dir Zeit, um diese Schwingungen im Klang zu bemerken.

Klangschale

Stelle dir diese Schwingungen wie Energiewellen vor,
die sich von der Klangschale aus im ganzen Raum verteilen,
so wie sich Wellen in einem See verbreiten,
wenn du einen Stein hineinwirfst.

Klangschale

Diese Energiewellen haben eine entspannende und befreiende
Wirkung.
Sie können deine Muskeln und Sehnen entspannen
und sie können die Verspannungen lösen.

Klangschale

Stelle dir vor, wie die Schwingungen der Klangschale deinen Körper
umspülen,
wie sie Ihn sanft einhüllen, so wie wärmende Sonnenstrahlen deinen
Körper einhüllen.

Klangschale

Spüre wie die Schwingungen langsam zu deinen Muskeln und
Sehnen vordringen
und dort ihre entspannende und befreiende Wirkung entfalten.

Klangschale

Stelle dir vor, wie dein Körper sanft im Einklang mit diesen Wellen
mitschwingt,
wie er beinahe selber klingt,
wie er zu einem Teil dieser Klangwellen wird.
Lasse dir einen Moment Zeit, um dich an diese Vorstellung zu
gewöhnen.

Klangschale

Lasse nun deinen Körper im Klang der Wellen schwingen.

Klangschale

Spüre die Schwingungen mit jeder Faser deines Körpers.

Klangschale

Lasse deinen Körper vollkommen zu einem Teil der Schwingungen werden
und fühle die entspannende und befreiende Wirkung,
die diese Vorstellung auf deinen Körper hat.

Klangschale

Lasse dann den Klang der Schale in deine Gedanken vordringen.
Stelle dir vor, wie er alle aktuellen Gedanken mit seinen Wellen langsam abträgt.
Dabei werden deine Gedanken zu einem Teil der Klangwellen.

Klangschale

Spüre auch hier die Befreiung, die dieser Vorgang mit sich bringt.
Lasse deine Gedanken abdriften, davonschweben, sanft von den Wellen mit sich nehmen.

Klangschale

Wenn du dann mit deinem Körper und deinen Gedanken
zu einem Teil der Klangwellen geworden bist,
wenn du dich diesen Schwingungen angeglichen hast
und dich sanft auf ihnen wiegen lässt,
dann lasse Dich von ihnen mit auf eine Reise nehmen.

Klangschale

UND WENN DU AN IRGENDEINER STELLE KEINE LUST MEHR HAST WEITER ZU REISEN, DANN MACHE DIE AUGEN AUF UND DU BIST WACH.

Klangschale

Jetzt darfst du meiner Reise folgen es kann aber auch sein, daß du auf deiner Reise etwas anderes siehst.

Stelle dir vor du stehst an einem kleinen Bach und die Sonne wärmt deinen Körper.

Leises plätschern dringt an dein Ohr.

Du stehst da und lauscht und schaust den kleinen Wellen zu, wie sie langsam flußabwärts wandern, und die vielen Kieselsteine sanft umspülen.

Viele, viele Kieselsteine, ... im ganzen Bach, ... große und kleine, ... flache und runde, ... in vielen Formen und Farben.
Und weil dir danach ist, ziehst du deine Schuhe und Socken aus.
Du gehst in das warme,seichte Wasser.
Du spürst wie die Steine angenehm deine Füße massieren.
Spüre die unterschiedlichen Steine, ihre Größe, ihre Form.

Jetzt greifst du in das Wasser und holst dir einen großen Kieselstein heraus.
Du hältst ihn in deiner Hand und betrachtest ihn und spürst sein Gewicht.
Und überlegst, was du mit ihm machen könntest.
Du legst ihn ans Ufer.

Jetzt weist du was du machen willst;
du hast Lust eine Pyramide aus Kieselsteinen zu bauen.

Und so holst du dir einen Stein nach dem Anderen.

Du holst dir
- runde, ovale, eckige, lange
- kleine, große
- weiße, braune, schwarze, gestreifte, gefleckte, bunte
- leichte und schwere
einen nach dem Anderen.

Neben dem Bach ist eine Blumenwiese, ...
und als deine Pyramide fertig ist legst du dich in diese Blumenwiese,
glücklich und zufrieden und betrachtest deine Pyramide aus den
vielen Kieselsteinen..
Die Sonne scheint angenehm warm und du liegst da, angenehm
entspannt und ruhig und du merkst:

..... Arme ganz schwer, ... ganz schwer, ... schwer
..... Arme ganz schwer, ... ganz schwer, ... schwer
..... Arme ganz schwer, ... ganz schwer, ... schwer
        Pause
Ich liege da und werde vollkommen ruhig und gelassen
Ich liege da in dieser schönen Wiese und werde vollkommen ruhig
und gelassen.
        Pause
Und jetzt lenkst du deine Konzentration auf deine Beine;
..... Beine ganz schwer, ... ganz schwer, ... schwer
..... Beine ganz schwer, ... ganz schwer, ... schwer
..... Beine ganz schwer, ... ganz schwer, ... schwer
        Pause
Ich liege da und bin und bleibe vollkommen ruhig und gelassen. .....

Und so liegst du da in dieser schönen, weichen, warmen Wiese und
lauscht dem Plätschern des Baches, und du liegst da ganz ruhig und
entspannt.
(Ich werde jetzt einige Zeit nicht zu dir sprechen,
damit du dich ganz deinen inneren Bildern hingeben kannst.
Und nach einer Weile hörst du wieder meine Stimme und du kannst
Ihr folgen, wenn du magst.)

Um dich zu erfrischen stehst du auf und gehst zu dem Bach,
das Wasser ist jetzt kühl und erfrischend,
und so gehst du, barfuß wie du bist, in den Bach
und läßt deine Beine von den kleinen Wasserwellen umspülen.
Angenehm erfrischend ist es.
Du schaust noch einmal zu deiner Kieselsteinpyramide und denkst an
die vielen Kieselsteine die du dafür verbaut hast.
Und jede Reise neigt sich einmal dem Ende entgegen und so ordnest

du deine Gedanken und nimmst dir mit von dieser Reise, was wichtig für dich war.

Klangschale leise ertönen lassen.

Höre nun auf die Töne der Klangschale

Klangschale leise ertönen lassen

Höre nun noch einmal auf die Töne der Klangschale.

Klangschale etwas lauter ertönen lassen.

Lasse diesmal ihren Klang deinen Körper wieder aufwecken. Stelle dir vor, wie deine Lebensgeister neu erwachen,

Klangschale

wie die Schwingungen der Klangschale und ihre Töne alle Partien deines Körpers wieder munter machen und die Gedanken wieder in Schwung bringen.

Klangschale

Wenn das geschehen ist, dann öffne die Augen, räkle dich ausgiebig und wenn du soweit bist, dann setze dich hin.

Shanti

Zimbeln

Und wenn einer noch 1 oder 2 Minuten braucht ist das auch in Ordnung.

Ist es für euch in Ordnung, wenn wir schon anfangen? Er/Sie braucht noch einen Moment und er/sie kommt gleich dazu?

46

Reflexion: Wer mag kann von seiner Phantasiereise erzählen.
Wie ist es euch ergangen?

Aktivierungsübung

Einfach einmal im stehen Arme und Beine ausschütteln.

Gedanken für den Heimweg

Wer von euch hat einen Gedanken für den Heimweg mitgebracht?
Setzt euch doch noch einmal hin.
Hole dir bitte die Klangschale.
Klangschale anschlägeln, wenn der Klang fast vorbei ist - Gedanke -
Klangschale anschlägeln
Danke schön.

Bitte alles aufräumen

Mitnahmeübung

Ich habe wieder für jede(n) von euch eine Mitnahmeübung. Heute
die Formel für die Schwere.

Vorschau

Das nächste mal geht es um die Wärme.

Verabschiedung

Kommt gut nach Hause und übt fleißig, bis zum nächsten mal.

Kapitel III

Wärme

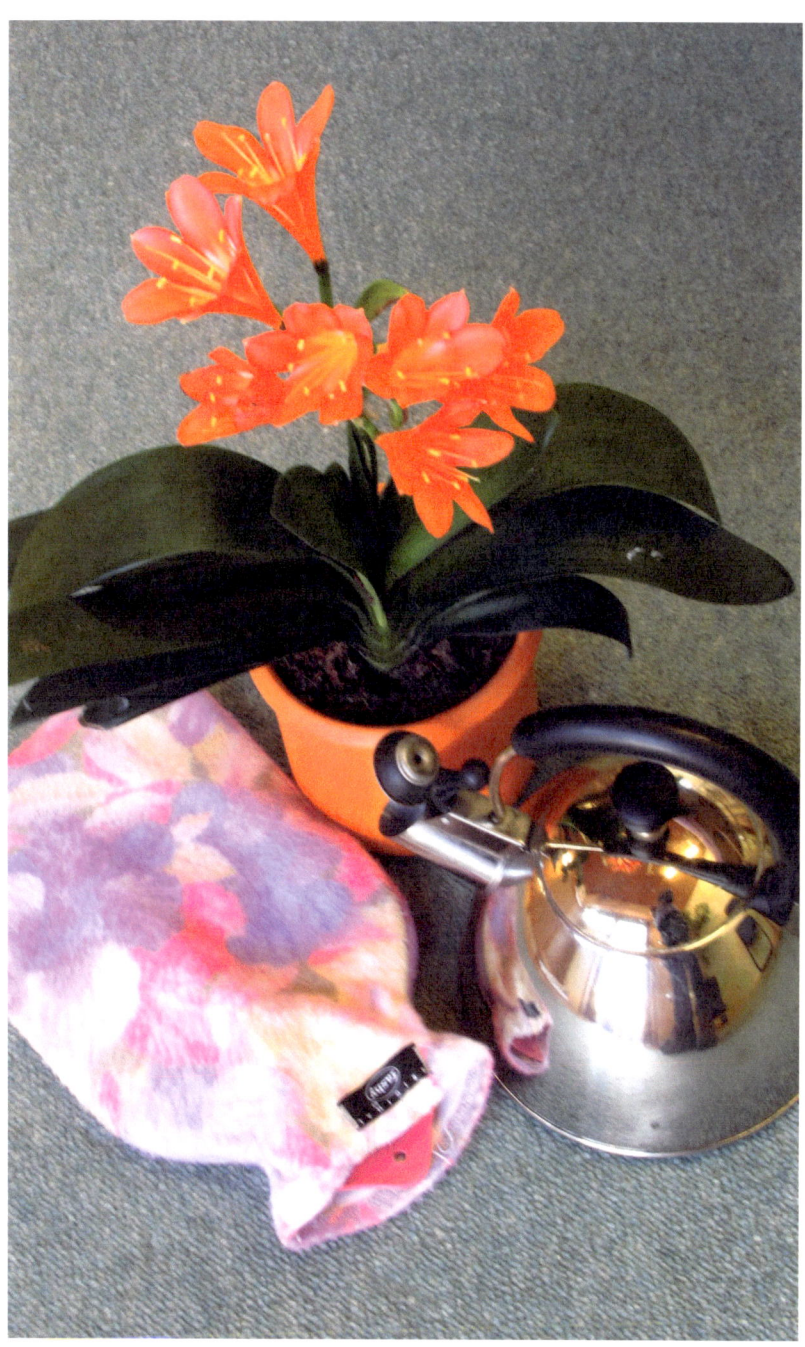

Faszination Autogenes Training, 3. Übungseinheit: Wärme

Mitte

Mitte mit Blumenschale und Wärmflaschen gestalten, außenherum Sitzkissen

Begrüßung

Schön, daß ihr da seit. Unser heutiges Thema ist die Wärme.

Reflexion der Hausaufgabe

Wie ist es euch seit dem letzten mal ergangen?
Seit ihr mit dem Üben klargekommen?
Wer möchte von seinen Erfahrungen erzählen?

Wärme im Autogenen Training

Die angesprochenen körperlichen und seelischen Bereiche sind die Sensibilisierung der Flusskontrolle im Körper, und die Wirkung ist die Tonisierung der Blutgefäße. Das heißt vereinfacht, wir beeinflussen die Weit- und Engstellung der Blutgefäße und können so Wärme, bzw. Kühle von einer Körperregion zu einer anderen Körperregion transportieren.
Es ist immer einfacher, sich etwas vorzustellen, wenn man es auch tatsächlich zeitnah erlebt hat, weshalb ich die Mitte mit Wärmflaschen gestaltet habe.
Name des TN, hol dir euch doch bitte einmal eine der Wärmflaschen und fühle die Wärme die von ihr ausgeht. Reiche die Wärmflasche an deinen Sitznachbarn weiter, nehmt alle die Wärme wahr, die von ihr ausgeht. Legt euch die Wärmflasche kurz dahin, wo es euch normalerweise zu erst friert.
Legt die Wärmflasche wieder in die Mitte.

Entspannungsübungen

Arme und Beine ausschütteln

Stellt euch doch bitte alle einmal hin, etwas Platz zum Nachbarn. Nehmt eure Uhren und Armkettchen ab. Jetzt schüttelt doch einmal euren rechten Arm aus, das kennt ihr ja schon, das Ausschütteln ist auch eine Wärmeübung.
Und jetzt den linken Arm. Und das atmen nicht vergessen.
Jetzt das rechte Bein.
Und jetzt einmal Nachspüren, wie fühlen sich eure Arme und Beine an?
Was spürt ihr? Spürt Ihr einen Unterschied zum linken Bein?
Und jetzt noch das linke Bein ausschütteln.
Und noch einmal Nachspüren.

Palmieren

Und noch eine kleine Wärmeübung, die man fast überall machen kann. (z.B. beim Autofahren nicht).
Reibt eure Handinnenflächen gegeneinander.
Spürt ihr wie es warm wird?
Macht nun zwei Hohlhände und bedeckt damit eure Augen. (Brillen vorher abnehmen).
Spürt ihr die angenehme Wärme?
Diese Übung könnt ihr auch machen, wenn ihr gestresst seit, um wieder etwas runter zu kommen.
Damit die Wärme bei euch auch schön anhält, machen wir noch eine Übungen.

Räkeln

Räkelt euch ausgiebig, ihr könnt den ganzen Raum nützen. (Dazu Musik von David Garrett, das Stück Fantaisie with Paco Pena, 4,14 Minuten)
Schön gleichmäßig weiteratmen.

Und weil wir so schön in Schwung sind, noch eine kleine Übung.

Überkreuzübung:

Wir berühren mit der rechten Hand, wenn es euch möglich ist mit dem rechten Ellenbogen das linke Knie und dann mit der linken Hand, bzw. dem linken Ellenbogen das rechte Knie. Immer schön im Wechsel. (ca. 30 Sekunden)
Und jetzt mit der linken Hand den rechten Fuß und mit der rechten Hand den linken Fuß. (ca. 30 Sekunden)

Reflexion (Darauf achten, daß die Ausführungen der TN nicht zu lange werden!)

Wie fühlt ihr euch jetzt?

Holt euch nun eure Matten, sucht euch einen Platz und legt euch bequem hin.
Klangschale 1 mal anschlägeln.

AT - Formeln

Wenn ihr eine bequeme Körperhaltung eingenommen habt und spürt, wie euer Körper auf der Matte liegt, stellt euch vor ihr liegt an einem warmen weichen Sandstrand.
Ihr bewegt euren Po etwas hin und her und macht so eine Kuhle in den Sand und ihr liegt noch etwas bequemer da.
Vielleicht wollt ihr auch mit euren Schultern im Sand hin und herrutschen, um auch da noch etwas bequemer zu liegen.
Wer will kann nun seine Augen schließen.
Sprecht mir die Sätze die ich vorspreche wieder in Gedanken mit und wiederholt sie, bis ich mit der nächsten Formel beginne.

Ich bin (werde) vollkommen ruhig und gelassen.
- 1 x in Gedanken wiederholen.
Arme ganz schwer - ganz schwer - schwer. Arme ganz schwer - ganz schwer - schwer.
- 4 x in Gedanken wiederholen.

52

Ich bin (werde) vollkommen ruhig und gelassen
- 1 x in Gedanken wiederholen.

Beine ganz schwer - ganz schwer - schwer. Beine ganz schwer - ganz schwer - schwer.
- 4 x in Gedanken wiederholen.

Ich bin (werde) vollkommen ruhig und gelassen.
- 1 x in Gedanken wiederholen.

Hände ganz warm - ganz warm - warm. Hände ganz warm - ganz warm - warm.
- 4 x in Gedanken wiederholen.

Ich bin (werde) vollkommen ruhig und gelassen.
- 1 x in Gedanken wiederholen

Füße ganz warm - ganz warm - warm. Füße ganz warm - ganz warm - warm.
- 4 x in Gedanken wiederholen

Ich bin und bleibe vollkommen ruhig und gelassen.
- 1 x in Gedanken wiederholen

Und nun kommst du auf deine Weise hier her zurück und wenn du soweit bist, bewege deine Hände und Füße und räkle dich, bist du wieder ganz wach bist.

Klangschale anschlägeln

Wie war es für euch?

Jeder der möchte darf darüber sprechen.

Kurz mal lockern

Stellt euch bitte hin und schüttelt noch einmal kurz eure Arme und Beine aus, jeder ganz wie er will.

Bildet nun bitte einen Kreis, stellt euch mit eurer rechten Seite zur Mitte. Haltet so viel Abstand, daß ihr den Rücken eures Vordermannes bequem mit euren Händen erreichen könnt.   53

Erbsenfeld

Stellt euch nun vor, ihr seit ein Landwirt. Der Rücken eures Vordermannes ist ein Feld.
Nun fahrt ihr mit eurer Egge, euren Fingern , über das Feld und bereitet es für das Pflanzen vor.
(Pause)
Jetzt setzt ihr in die Furchen lauter Erbsen. Mit zwei Fingern die Erbsen setzen.
(Pause)
Wenn alle Erbsen gesetzt sind müssen wir das Feld wieder gerade machen. Mit den Handflächen über den Rücken wischen.
(Pause)
Und jetzt fängt es das Regnen an. Mit den Fingerspitzen sanft auf den Rücken klopfen.
Und da die Arbeit getan ist, geht der Bauer nach Hause.

Nach der Arbeit soll man ruhn, deshalb dürft ihr jetzt eure Matten holen, euch bequem hinlegen und mich auf einer Phantasiereise begleiten.

Phantasiereise zur Wärmeübung

Nehmt bitte eine bequeme Position ein, am besten legt ihr euch hin, die Arme neben dem Körper, die Füße leicht auseinander.

Und wenn du eine bequeme Position gefunden hast, atme ruhig ein und aus.
Spüre wie dein Atem durch deinen Körper wandert,
und so liegst du da und atmest ganz ruhig und gleichmäßig,
ein und aus, ... ein und aus, ...
spüre nun wie der Atem deinen Bauchraum ausfüllt,
und du atmest ganz ruhig und gleichmäßig,
ein und aus, ... ein und aus, ...
spüre nun wie der Atem hinab zu deinen Füßen steigt, bis in den kleinsten Zeh'

und du atmest ganz ruhig und gleichmäßig,
ein und aus, ... ein und aus, ...
spüre nun wie der Atem deinen Brustraum erfüllt und sich bis in
deine Fingerspitzen ausdehnt,
und du atmest ganz ruhig und gleichmäßig,
..... ein und aus, ... ein und aus, ...
spüre nun wie der Atem jede Faser deines Körpers erreicht,
und du atmest ganz ruhig und gleichmäßig,
..... ein und aus, ... ein und aus,.....
Und wenn du willst kannst du deine Augen schließen, sie fallen ja
sowieso irgendwann von alleine zu.
Und so liegst du da, ganz ruhig und entspannt.
Du spürst die angenehme Schwere und Wärme, wie sie sich langsam
in deinem Körper ausbreitet. Du liegst da und wirst ganz ruhig und
gelassen.
Dein Atem geht gleichmäßig und ruhig.
Jetzt kannst du meiner Stimme weiter folgen, auf einer Reise durch
die Phantasie, und wenn du an irgendeiner Stelle keine Lust mehr
hast weiter zu reisen, dann öffne die Augen und du bist wach.
Und nun stelle dir eine schöne Wiese vor, mit vielen bunten Blumen,
und du liegst da ganz ruhig und entspannt, mitten in dieser schönen
Wiese
die Sonne scheint und wärmt deinen Körper,
du liegst da ganz ruhig und entspannt.

Und jetzt lenkst du deine Konzentration auf deinen Körper,
..... Arme ganz schwer, ... ganz schwer, ... schwer
..... Arme ganz schwer, ... ganz schwer, ... schwer
..... Arme ganz schwer, ... ganz schwer, ... schwer
           Pause
Ich liege da und werde vollkommen ruhig und gelassen
Ich liege da in dieser schönen Wiese und werde vollkommen ruhig
und gelassen.
           Pause
..... Beine ganz schwer, ... ganz schwer, ... schwer
..... Beine ganz schwer, ... ganz schwer, ... schwer
..... Beine ganz schwer, ... ganz schwer, ... schwer
           Pause

..... Hände ganz warm, ... ganz warm, ... warm
..... Hände ganz warm, ... ganz warm, ... warm
..... Hände ganz warm, ... ganz warm, ... warm
                    Pause
Ich bin vollkommen ruhig und gelassen
                    Pause
..... Hände ganz warm, ... ganz warm, ... warm
..... Hände ganz warm, ... ganz warm, ... warm
..... Hände ganz warm, ... ganz warm, ... warm
                    Pause
Ich bin vollkommen ruhig und gelassen
                    Pause
..... Füße ganz warm , ... ganz warm, ... warm
..... Füße ganz warm , ... ganz warm, ... warm
..... Füße ganz warm , ... ganz warm, ... warm
                    Pause
Ich bin vollkommen ruhig und gelassen
                    Pause
Arme ganz schwer und warm, ... ganz schwer und warm, ...
schwer und warm.
Arme und Beine gelöst und angenehm warm, ... gelöst und
angenehm warm, ... gelöst und angenehm warm.
Und so denkst du bei dir, ich liege da in dieser schönen Wiese und
ich bin und bleibe vollkommen ruhig und gelassen.
                    Pause
Und weil du jetzt so schön entspannt bist, bleibst du noch etwas
liegen und schaust den kleinen Wolken am Himmel zu,wie sie
langsam weiterziehen, angetrieben von einem sanften warmen Wind.
Jetzt verspürst du Lust etwas spazieren zu gehen,
über diese bunte Blumenwiese,
und weil so eine herrliche Blumenwiese zum Barfusslaufen einlädt,
ziehst du deine Schuhe und deine Socken aus.
Es ist ein angenehmes Gefühl, den warmen Boden unter sich und das
Gras an den Füßen zu spüren.

Und so läufst du über diese Blumenwiese und erfreust dich an den
vielen Farben.

Überall duftet es herrlich nach Blumen und frischem Gras.

Und wenn du stehen bleibst und lauscht, dann hörst du vielleicht das Summen der Insekten, die fleißig von Blüte zu Blüte fliegen.

Du kannst noch eine Weile über die Wiese laufen und die Ruhe und Schönheit der Natur genießen.
Ich werde jetzt eine Weile nicht zu dir sprechen, daß du dich ganz deinen inneren Bildern hingeben kannst. Und wenn du wieder meine Stimme hörst, kannst ihr weiter folgen, wenn du magst.

2-3 Minuten Pause

Sonnenstrahlen wärmen deine Haut
und weil es hier so schön ist, suchst du dir noch einen schönen Platz zum hinlegen.
Und so legst du dich hin auf das weiche Gras.
Der Boden ist angenehm warm, von der Sonne erwärmt.
Und so liegst du da und spürst deinen Körper,
du liegst da ganz ruhig und entspannt.

Arme ganz schwer und warm, ... ganz schwer und warm, ... schwer und warm.
Arme und Beine gelöst und angenehm war, ... gelöst und angenehm warm, ... gelöst und angenehm warm.
Ich bin und bleibe vollkommen ruhig und gelassen. .....

Und so liegst du da in dieser schönen Wiese und du fühlst dich gut gelaunt, - ausgeruht -, - erfrischt-, - und Top Fit.
                        Pause
Und weil jede schöne Reise einmal zu Ende geht,
komme jetzt mit deiner Aufmerksamkeit zurück in diesen Raum.
Du atmest gleichmäßig und ruhig.
Du spürst deinen Körper und atmest gleichmäßig und ruhig.
Und wenn du so weit bist, räkle und strecke dich, öffne deine Augen,
..... rolle dich auf die Seite und setze dich hin.
                        Shanti klingen lassen.

Reflexion

Wer will, kann jetzt von seiner Reise erzählen.

Bitte räumt eure Matten und Decken auf, die Sitzkissen zur Seite legen.
Wenn ihr soweit seit, sucht euch einen Platz, in diesem Raum, mit etwas Abstand zu eurem Nebenmann.

Do In

Laßt uns nun die Do In Klopfübung machen, die wir schon einmal zusammen gemacht haben.
Stellt euch bitte locker hin, Beine leicht auseinander.

Noch einmal zur Wiederholung und bitte gleich mitmachen.
Wir klopfen mit der rechten Hand das linke Schlüsselbein,
klopfen nun den Arm auf der Innenseite entlang bis zur Handinnenfläche, dann an der Handaußenfläche den Arm bis zur Schulter hoch und wieder zum Schlüsselbein.
Diese Übung drei mal.
Dann machen wir auf der rechten Seite das Gleiche.
Wir klopfen mit der linken Hand auf das rechte Schlüsselbein,
auf der Innenseite des Armes hinunter bis zur Handinnenfläche,
dann auf der Handaußenfläche wieder nach oben bis zur Schulter und zum Schlüsselbein.
Diese Übung auch drei mal.
Anstatt zu klopfen könnt ihr auch entlangstreichen.

Nun klopft bitte mit den Handknöcheln eure Pobacken.

Jetzt klopft ihr mit euren Handflächen auf die Hüfte,
und an der Außenseite der Beine hinunter, soweit ihr kommt.
Wenn möglich über die Fußsohlen
und auf der Innenseite der Beine wieder nach oben
bis zur Hüfte.
Diese Übung auch drei mal.
58

Und noch eine kleine Entspannungsübung.

Chinesischer Frühling

Diese Übung, so glauben die Chinesen, soll, wenn man sie täglich macht, den Alterunsprozeß verlangsamen. Darum heißt diese Übung auch "Chinesischer Frühling".

Stellt euch gerade hin.
Die Füße fußbreit auseinander.
Stellt euch vor an eurer Kopfmitte ist ein feiner silberner Faden befestigt, der euren Kopf ganz leicht nach oben zieht.
Nun stellt euch vor ihr steht auf einer Rüttelplatte die vibriert.
Euer ganzer Körper vibriert, wird ganz sanft durchgeschüttelt,
von den Fußspitzen bis zum Kopf. In den Knien sanft mitschwingen.
Und nun 164 mal vibrieren.

Räkeln

Und noch einmal genüsslich räkeln.

Jetzt dürft ihr euch noch einmal setzen.

Gedanken für den Heimweg

Hat jemand von euch noch einen Gedanken für den Heimweg dabei?
Hole dir bitte die Klangschale. Klangschale anschlägeln - Gedanke - Klangschale
Vielen Dank!

Vorschau
Das nächste mal behandeln wir das Thema Atmung.

Kärtchen zur Wärmeübung

Ich habe noch für jeden sein Übungskärtchen. Jetzt könnt ihr schon 3 Formeln üben.

Verabschiedung

Übt eure drei Formeln fleißig, mindestens einmal am Tag, öfter ist besser.
Kommt gut nach Hause, bis zum nächsten mal.

Das Lachen eines Kindes
sollte jedes Herz erwärmen.

R F

Kapitel IV

Atem

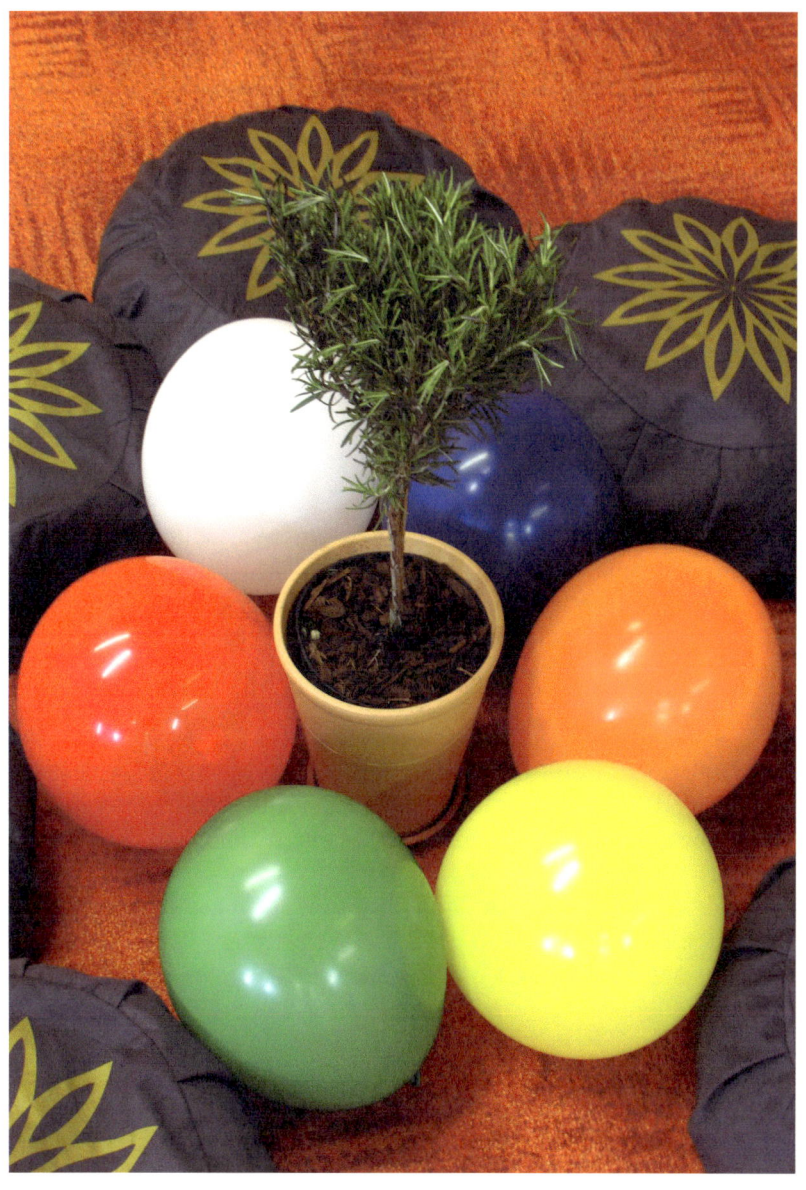

Faszination Autogenes Training, Schwerpunkt: Atem

Mitte

Die Mitte wird mit unterschiedlich aufgeblasenen, bunten Luftballons und nicht aufgeblasenen, bunten Luftballons von gleicher Größe, gestaltet. Die Luftballons werden um ein Kräuterstämmchen drapiert. Außenherum Sitzkissen für die TN.

Begrüßung

Schön das ihr alle da seit.
Unser heutiges Thema behandelt den Atem.

Reflexion der Hausaufgabe

Aber zuerst möchte ich von euch wissen, wie ihr mit dem Üben zurecht gekommen seit.
Wie ist es euch ergangen?

Übung

Jetzt holt sich bitte jeder von euch einen nicht aufgeblasenen Luftballon. Bitte blast genau 5 mal in den Luftballon und verschließt ihn dann mit einem Knoten und schreibt euren Namen darauf.
Laßt uns nun die Luftballons vergleichen.
So unterschiedlich wie wir Menschen sind, so unterschiedlich sind die Luftballons mit Atemluft gefüllt.
Versucht nun bitte einmal den Luftballon auf eurem Zeigefinger zu balancieren.
Atmet gleichmäßig weiter, nicht die Luft anhalten. (Vielleicht Musik von Meeresrauschen)
Und jetzt versucht ihr, euren Luftballon, weiter balancierend, einen Kreis zu bilden. Und vergesst das atmen nicht.
Und jetzt alle Luftballons auf den rechten Zeigefinger wechseln.
Jetzt übergebt ihr euren Luftballon an den linken Zeigefinger eures Nachbarn, wechselt den Luftballon, den ihr bekommen habt wieder
64

auf den rechten Zeigefinger. Und das macht ihr so lange, bis euer Luftballon wieder bei euch ist.

Und jetzt alle Luftballons in die Kreismitte fallen lassen.

Wie war diese Übung für euch?

Hat es mit dem gleichmäßigen Atmen geklappt?

Legt jetzt bitte eure Luftballons in eine Ecke und holt euch eine Matte, für eine kurze Übung im Liegen und wenn ihr braucht, auch Kissen und eine Decke.

Erinnerung

Wir werden als nächstes wieder mit Formeln aus dem Autogenen Training arbeiten.

Denkt bitte daran, die Formeln wieder in Gedanken mitzusprechen.

Die Ruheformel wiederholt ihr 1 mal in Gedanken, die anderen Formeln ca. 4 mal, bis ihr wieder meine Stimme hört.

AT Ruhe-Schwere-Wärme-Atmung

Macht es euch jetzt bequem. Vielleicht legt ihr euch auf den Rücken, die Arme neben den Körper und die Beine leicht auseinander.

Räkelt euch noch einmal, wenn ihr wollt.

Und vielleicht stellt ihr euch vor ihr liegt an einem Sandstrand und ihr wackelt noch einmal ein bisschen mit eurem Po und euren Schultern hin und her, als wolltet ihr eine Kuhle in den Sand machen, um noch etwas bequemer zu liegen.

Wer will kann seine Augen schließen, jetzt, oder später, wen ihm danach ist.

Lauscht nun den Klängen der Klangschalen.

2 Klangschalen 1 mal nacheinander (im Atemtempo) anschlagen.

Genießt die entspannende Wirkung ihrer Schwingungen.

2 Klangschalen 1 mal nacheinander (im Atemtempo) anschlagen.

Spürt wie die Schwingungen eure Muskeln lockern.

    2 Klangschalen 1 mal nacheinander (im Atemtempo) anschlagen.

Spürt wie sich euer Körper langsam entspannt.

    2 Klangschalen 1 mal nacheinander (im Atemtempo) anschlagen.

Spürt wie eure Muskeln schwer und locker werden.

    2 Klangschalen 1 mal nacheinander (im Atemtempo) anschlagen.

Spürt die befreiende Wirkung die die Schwingungen auf euren Körper haben.

Spürt die Harmonie zwischen den beiden Klangschalen, sie sind wie das Atmen,

ein und aus, ein und aus (Klangschalen im Wechsel anschlagen)

Ich bin (werde) vollkommen ruhig und gelassen.

- 1 x in Gedanken wiederholen.

Arme ganz schwer - ganz schwer - schwer. Arme ganz schwer - ganz schwer - schwer.

- 4 x in Gedanken wiederholen.

Ich bin (werde) vollkommen ruhig und gelassen

- 1 x in Gedanken wiederholen.

Beine ganz schwer - ganz schwer - schwer. Beine ganz schwer - ganz schwer - schwer.

- 4 x in Gedanken wiederholen.

Ich bin (werde) vollkommen ruhig und gelassen.

- 1 x in Gedanken wiederholen.

Hände ganz warm - ganz warm - warm. Hände ganz warm - ganz warm - warm.

- 4 x in Gedanken wiederholen.

Ich bin (werde) vollkommen ruhig und gelassen.

- 1 x in Gedanken wiederholen

Füße ganz warm - ganz warm - warm. Füße ganz warm - ganz warm - warm.

- 4 x in Gedanken wiederholen

Ich bin (werde) vollkommen ruhig und gelassen.

Atmung ruhig und gleichmäßig - ruhig und gleichmäßig - ruhig und gleichmäßig.
Atmung ruhig und gleichmäßig - ruhig und gleichmäßig - ruhig und gleichmäßig.

- 4 x in Gedanken wiederholen.

Ich bin und bleibe vollkommen ruhig und gelassen.

- 1 x in Gedanken wiederholen.

Und jetzt kommst du auf deine Weise hier her zurück. -----
Und wenn du soweit bist, bewege deine Hände und Füße und räkle dich, bist du wieder ganz wach bist.
2 Klangschalen nach einander sanft (im Atemrythmus) anschlagen.

Reflexion (Wie bei allen Reflexionen, darauf achten, daß sich die TN kurz halten.)

Wer mag erzählen, wie es ihm ergangen ist?

Blütenstaub abschütteln

Sucht euch einen Platz zum hinstellen. (Wenn das Wetter paßt vielleicht außen am Balkon, oder der Terasse)
Stellt euch nun vor es ist bewölkt und ihr seit eine Blume. Ihr streckt euch in alle vier Himmelsrichtungen und sucht die Sonne.

Jetzt stellt euch vor ihr seit die Blüte der Blume und ihr wollt euren Blütenstaub von euch schütteln. Schüttelt euch einmal kräftig und geht dabei in die Knie

Böxeln

Eine kleine Ativierungsübung.
Stellt euch einen Boxsack oder etwas anderes vor und ihr haut so richtig drauf los.
Euer ganzer Körper bewegt sich mit.

Atemübung ich bin ganz weit

So jetzt habt ihr alles abgeschüttelt und genießt die herrliche, frische Luft.
Nehmt bitte eure Hände so vor die Brust, daß ihr mit den Fingerspitzen das Brustbein berührt.
Beim Einatmen bewegt ihr eure Arme nach außen, die Handflächen zeigen nach oben.
Beim Ausatmen sinken die Arme herunter.
Die Hände wandern in der kurzen Atempause wieder zum Brustbein.
Wieder Einatmen und die Übung ein paar mal wiederholen.

Jetzt macht ihr die Übung bitte nocheinmal nur denkt ihr dieses mal ganz intensiv
beim 1. Einatmen **ich bin ganz weit**
beim 2. Einatmen **ich bin ganz eng**
beim 3. Einatmen **ich öffne mich**
und macht jedesmal die Armbewegungen mit.

Reflexion

Was habt ihr gefühlt, war irgend etwas anders?

Holt euch bitte eine Matte, wer es braucht auch ein Kissen und eine Decke.

Der Luftballon auf dem Weg zum Kräutergarten

Klangschale

Höre bitte auf die Töne der Klangschale.
Nimm wahr wie sie entstehen und wie sie langsam wieder leiser werden.
Wenn du genau hinhörst, wirst du bemerken,
dass diese Töne aus Schwingungen bestehen.
Laß dir Zeit, um diese Schwingungen im Klang zu bemerken.

Klangschale

Stelle dir diese Schwingungen wie Energiewellen vor,
die sich von der Klangschale aus im ganzen Raum verteilen,
so wie sich Wellen in einem See verbreiten,
wenn du einen Stein hineinwirfst

Klangschale

Diese Energiewellen haben eine entspannende und befreiende
Wirkung.
Sie können deine Muskeln entspannen
und sie können auch die Verspannungen in deinen Sehnen lösen .

Klangschale

Stelle dir vor, wie die Schwingungen der Klangschale deinen Körper
umspülen,
wie sie Ihn sanft einhüllen,
wie sie langsam zu deinen Muskeln und Sehnen vordringen
und dort ihre entspannende und befreiende Wirkung entfalten.

Klangschale

Stelle dir vor, wie dein Körper sanft im Einklang mit diesen Wellen
mitschwingt,
wie er beinahe selber klingt,
wie er zu einem Teil dieser Klangwellen wird.
Lasse dir einen Moment Zeit, um dich an diese Vorstellung zu
gewöhnen.

Klangschale

Lasse deinen Körper im Klang der Wellen schwingen.
Spüre die Schwingungen mit jeder Faser deines Körpers.
Lasse deinen Körper vollkommen zu einem Teil der Schwingungen
werden
und fühle die entspannende und befreiende Wirkung,
die diese Vorstellung auf deinen Körper hat.

Klangschale

Lasse dann den Klang der Schale in deine Gedanken vordringen.
Stelle dir vor, wie er alle aktuellen Gedanken mit seinen Wellen langsam abträgt.
Dabei werden deine Gedanken zu einem Teil der Klangwellen.
Spüre auch hier die Befreiung, die dieser Vorgang mit sich bringt.
Lasse deine Gedanken abdriften, davonschweben, sanft von den Wellen mit sich nehmen.

Klangschale

Wenn du dann mit deinem Körper und deinen Gedanken
zu einem Teil der Klangwellen geworden bist,
wenn du dich diesen Schwingungen angeglichen hast
und dich sanft auf ihnen wiegen lässt,
dann lasse Dich von ihnen mit auf eine Reise durch meinen Kräutergarten nehmen.

UND WENN DU AN IRGENDEINER STELLE KEINE LUST MEHR HAST WEITER ZU REISEN, DANN MACHE DIE AUGEN AUF U ND DU BIST WACH.

Klangschale

Phantasiereise Kräutergarten

--10-- = 10 Sekunden Pause, in Gedanken bis 10 zählen, dann weiter sprechen.

Es ist ein herrlicher Tag. ----- Die Sonne scheint und es ist warm.
--10-- Du holst dir einen Luftballon aus deiner Hosentasche. --10--
Du bläßt ihn auf, gleichmäßig atmest du ein -- und aus und dein Luftballon wird mit jedem Atemzug größer. --10-- Und mit jedem Atemzug schickst du liebevolle Wünsche in den Luftballon hinein.
--10-- Jetzt ist er schön groß und du knotest ihn zu. --10-- Und weil in der Phantasie alles möglich ist, fängt er an zu fliegen. --10 -- Du folgst dem Luftballon und so gehst du einen schönen Weg entlang.

70

--10-- Der Weg führt dich vielleicht zu einem Rosenbogen. --10-- Du durchschreitest den Rosenbogen, -- leuchtende und herrlich duftende Rosen umgeben Dich.--10-- Du atmest tief ein und aus, herrlich dieser Rosenduft --10-- und vor dir siehst du einen kleinen Kräutergarten und über diesem Kräutergarten schwebt dein Luftballon. Er hat dich an diesen schönen Platz geführt.

----- Pause-----

Neugierig gehst du hinein.--10--Viele Kräuter verströmen Ihren wunderbaren Duft.--10-- Lawendel in zartem lila und herben Duft.--10-- Petersilie, in sattem grün. ----- Schnittlauch, mit einem leichtem Hauch von Knoblauch, --10-- Rosmarin, mit seinen kleinen, langen, kräftigen Blättern mit einer sehr würzigen Note. --10-- Liebstöckel mit dem aromatischen Duft nach Maggiwürze. -10-- Salbei, silbrig glänzend, Saltimbocca läßt Grüßen. --10-- Oregano, läßt an Pizza und Pasta denken. --10-- Der Duft von Bohnenkraut steigt dir in die Nase, herrlich aromatisch. --10-- Und da an der Seite, ein Strauch mit Minze, mit dunklen, grünen Blättern --10-- Du nimmst dir vorsichtig ein Blatt von diesem Strauch und riechst daran--10-- Dann steckst du es in deinen Mund und schmeckst den frischen Minzgeschmack. --10-- Kauend gehst du weiter, bis dir etwas weiter der kräftige Duft von Thymian, mit seinen kleinen, zart rosafarbenen Blüten, in die Nase steigt --10-- In der Mitte des Kräutergartens steht ein kleiner Springbrunnen,--10-- leise plätschert das klare Wasser vor sich hin. --10-- Du schöpfst mit deinen Händen etwas heraus und erfrischt dein Gesicht --10-- Da, neben einem großen Stein, leuchtet lilafarben Enzian --10-- und so gehst Du weiter durch den Kräutergarten und erfreust dich an seiner Schönheit. --5-- Und da über einer weißen Holzbank, schwebt dein Luftballon. --10--Vielleicht setzt Du Dich da hin, um einen Moment zu verweilen --10-- und Du nimmst die vielen wunderbaren Düfte und Farben in Dir auf -- und du genießt den Augenblick. Ich werde jetzt eine Weile nicht zu dir sprechen, daß du dich ganz deinen inneren Bildern hingeben kannst. Und wenn du wieder meine Stimme hörst, kannst du der Reise weiter folgen, wenn du magst.

----- ca. 2 Minuten Pause----

Langsam senkt sich dein Luftballon zu dir nieder und du hältst ihn fest. --10-- Deine guten Wünsche sind zu dir zurückgekehrt. --5-- Auch wenn es hier schön ist, so nimmt auch diese Reise langsam ein Ende. --5-- Und so gehst du deinen Weg zurück. --5-- An den duftenden Kräutern vorbei, --5-- durch den Rosenbogen, --5-- und du nimmst an Eindrücken mit, was für dich wichtig war. --5-- Du gehst den Weg zurück, den Du gekommen bist, wo immer Du auch warst, --5-- Du fühlst Dich frisch, frei und leicht. -----

Klangschale leise ertönen lassen.

Höre nun auf die Töne der Klangschale.

Klangschale etwas lauter ertönen lassen.
Lasse diesmal ihren Klang deinen Körper wieder aufwecken.
Stelle dir vor, wie deine Lebensgeister neu erwachen,
wie die Schwingungen der Klangschale und ihre Töne
alle Partien deines Körpers wieder munter machen
und die Gedanken wieder in Schwung bringen.

Klangschale

Wenn Du willst kannst Du jetzt Deine Augen aufschlagen, oder Du wartest noch einige Augenblicke. Atme tief ein und aus - räkle Dich ausgiebig, und wenn Du soweit bist rolle dich auf die Seite und setze dich hin.

Shanti

Etwas warten, und wenn noch jemand nicht wach ist:

Zimbeln

Und wenn einer noch 1 oder 2 Minuten braucht ist das auch in Ordnung.

Ist es für euch in Ordnung, wenn wir schon anfangen? Er/Sie braucht noch einen Moment und er/sie kommt sicher gleich dazu?

72

Reflexion:

Wer mag kann von seiner Phantasiereise erzählen.

Übung Do In

Laßt uns nun die Do In Klopfübung machen, die wir schon einmal zusammen gemacht haben.
Stellt euch bitte locker hin, Beine leicht auseinander.
Noch einmal zur Wiederholung und bitte gleich mitmachen.
Wir klopfen mit der rechten Hand das linke Schlüsselbein, klopfen nun den Arm auf der Innenseite entlang bis zur Handinnenfläche, dann an der Handaußenfläche den Arm bis zur Schulter hochund wieder zum Schlüsselbein.
Diese Übung drei mal.
Dann machen wir auf der rechten Seite das Gleiche.
Wir klopfen mit der linken Hand auf das rechte Schlüsselbein,auf der Innenseite des Armes hinunter bis zur Handinnenfläche, dann auf der Handaußenfläche wieder nach oben bis zur Schulter und zum Schlüsselbein.
Diese Übung auch drei mal.
Anstatt zu klopfen könnt ihr auch entlangstreichen.
Nun klopft bitte mit den Handknöcheln eure Pobacken.
Jetzt klopft ihr mit euren Handflächen auf die Hüfte, und an der Außenseite der Beine hinunter, soweit ihr kommt.Wenn möglich über die Fußsohlen und auf der Innenseite der Beine wieder nach oben bis zur Hüfte.
Diese Übung auch drei mal.

Räkeln

Und nun noch einmal kurz räkeln, bewegt euch in alle sechs Richtungen.

Und noch eine kleine Entspannungsübung.

Übung Top Fit

Ich mache die Übung kurz vor.
- Stellt euch bitte gerade hin, Beine leicht auseinander.
- Beugt den Oberkörper nach unten und eerührt mit den Finger den Boden oder die Schienbeine, je nachdem, wie weit ihr mit den Fingern nach unten kommt. und sagt **ich**.
- Klopft mit den Händen auf eure Oberschenkel und sagt **bin**
- Klopft mit euren Händen auf euren Brustkorb und sagt **Top**
- Streckt eure Arme und Finger ganz weit nach oben und sagt **fit.**
- Diese Übung mindestens 3 mal wiederholen.

Gedanken zum Heimweg

Wer möchte uns heute einen Gedanken für den Heimweg mitgeben?
Hol dir bitte die Klangschale
Klangschale anklingen lassen, kurz warten, Gedanke, kurz warten, Klangschale.

AT-Formel Atemübung

Kärtchen Atemübung an die TN verteilen.

Vorschau

Das nächste mal geht es um das Herz und das Sonnengeflecht.

Verabschiedung

Schön, daß ihr da wart. Ich wünsche euch einen guten Heimweg, bis zum nächsten mal.

Atme tief aus,
und du wirst sehen,
der Atem kommt von selbst.

Kapitel V

Herz
&
Sonnengeflecht

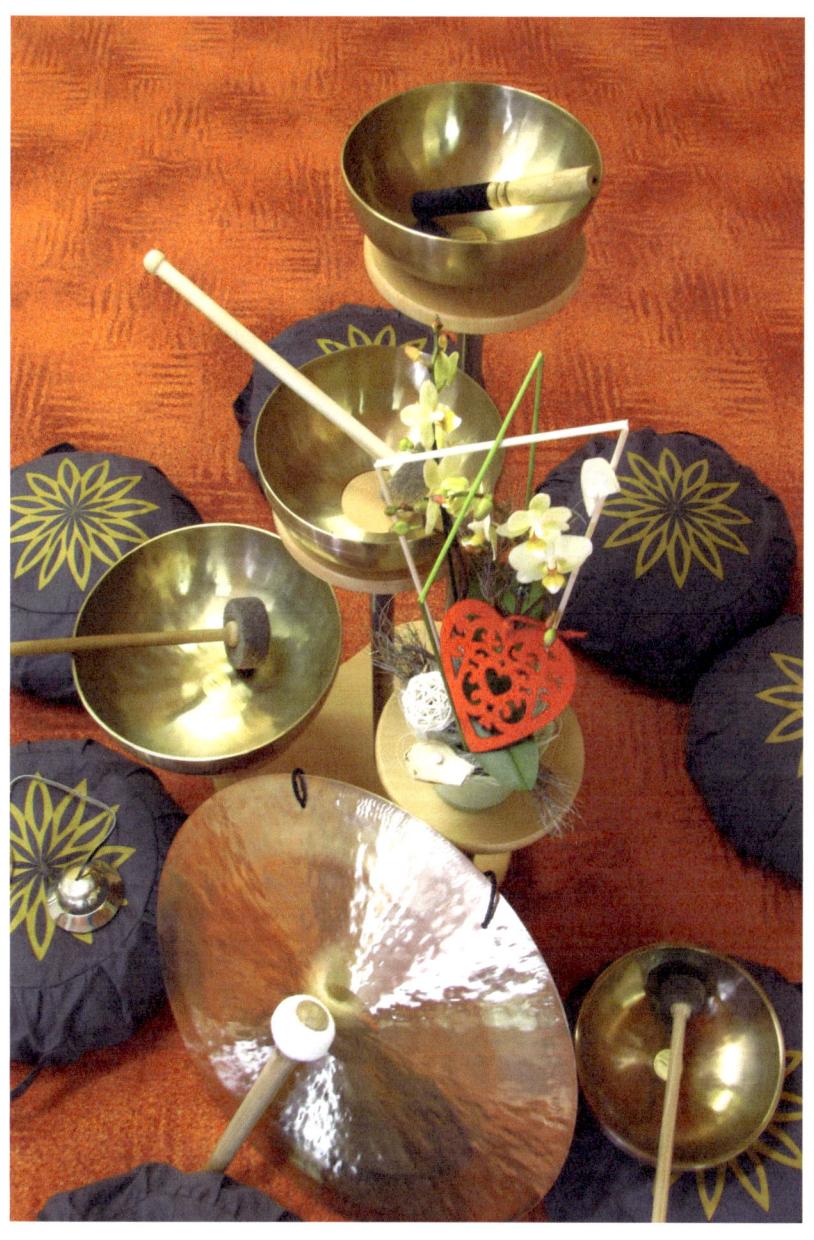

Faszination Autogenes Training, Schwerpunt Herz und Sonnengeflecht

Mitte gestalten

Mitte mit Herzen, Klangschale und Blumen gestalten

Begrüßung zur 5. Einheit

Schön das ihr da seit. Heute geht es beim Autogenen Training um das Herz und das Sonnengeflecht.
Aber zuerst möchte ich von euch wissen, wie ihr mit dem Üben zurecht gekommen seit.

Reflexion der Hausaufgabe

Thema Herz und Sonnengeflecht

Wo das Herz liegt, das weis sicherlich jeder, aber wo liegt das Sonnengeflecht?

Genau, direkt unterhalb des Brustbeins. Das Sonnengeflecht ist für das Wohl unseres Bauches mit seinen Organen und Nervenverbindungen zuständig. Es gibt Menschen, die behaupten, unser 2. Gehirn sitzt im Bauch. Deshalb ist auch der Ausdruck Bauchgefühl entstanden. Wir entscheiden manchmal spontan, aus dem Bauch heraus.
Nun zu unserer Übung.

Sonnengeflechtsübung mit Wollknäul

Stellt euch bitte großzügig im Kreis auf.
Ich habe hier ein Wollknäul.
- Ich halte das Ende des Wollfadens fest.
- Ich rufe einen Namen und werfe diesem das Knäul zu

78

- Wer das Knäul hat, spannt den Wollfaden, hält seinen Faden fest, ruft einen TN-Namen und wirft ihm das Knäul zu.
- Der letzte TN wirft das Knäul zu mir zurück.
- Bitte haltet euren Wollfaden gut fest.

Jetzt haben wir ein Sonnengeflecht hergestellt.

Wir haben einen Mittelpunkt, der mit allen anderen Außenpunkten verbunden ist. So ist es auch bei uns im Inneren, alles ist miteinander verbunden.

Wir versuchen jetzt einmal eine Welle zu machen. Wir fangen bei (TN-Name) an. Nacheinander eure Hand, mit der ihr die Wolle haltet hoch heben und wieder sinken lassen.

Ich gebe das Wollknäul an meinen Vormann. Rolle jetzt bitte das Wollknäul auf. Laßt bitte einer nach dem anderen, wenn ihr den Zug des Wickelns spürt, los.

AT bis Sonnengeflecht

Holt euch bitte eine Matte, Kissen und Decke. Legt euch bitte so im Kreis hin, daß eure Füße zueinander schauen und macht es euch auf eurer Matte bequem. Die Arme neben dem Körper.

Atmet ganz ruhig und gleichmäßig ein und aus, ein und aus.

Ich stelle eine Beckenschale in die Mitte und schlage sie an.

So, wie euch jetzt vielleicht die Schwingungen der Klangschale erreichen, so vertcilt das Sonnengeflecht in eurem Körper seine Impulse, seine Wärme.

Spürt die Schwingungen der Klangschale.

Klangschale 2-3 Minuten anschlagen. (Der neue Anschlag jeweils kurz bevor der Klang verebbt.)

Wer will kann seine Augen schließen.

Ihr wiederholt den von mir gesprochenen Text wieder in Gedanken, so wie ihr es bisher auch gemacht habt.

Ich bin (werde) vollkommen ruhig und gelassen.
- 1 x in Gedanken wiederholen.

Arme ganz schwer - ganz schwer - schwer. Arme ganz schwer - ganz schwer - schwer.

- 4 x in Gedanken wiederholen.

Ich bin (werde) vollkommen ruhig und gelassen

- 1 x in Gedanken wiederholen.

Beine ganz schwer - ganz schwer - schwer. Beine ganz schwer - ganz schwer - schwer.

- 4 x in Gedanken wiederholen.

Ich bin (werde) vollkommen ruhig und gelassen.

- 1 x in Gedanken wiederholen.

Hände ganz warm - ganz warm - warm. Hände ganz warm - ganz warm - warm.

- 4 x in Gedanken wiederholen.

Ich bin (werde) vollkommen ruhig und gelassen.

- 1 x in Gedanken wiederholen

Füße ganz warm - ganz warm - warm. Füße ganz warm - ganz warm - warm.

- 4 x in Gedanken wiederholen

Ich bin (werde) vollkommen ruhig und gelassen.

Atmung ruhig und gleichmäßig - ruhig und gleichmäßig - ruhig und gleichmäßig.
Atmung ruhig und gleichmäßig - ruhig und gleichmäßig - ruhig und gleichmäßig.

- 4 x in Gedanken wiederholen.

Ich bin (werde) vollkommen ruhig und gelassen.

- 1 x in Gedanken wiederholen.

Herz ganz ruhig und gleichmäßig - ruhig und gleichmäßig - ruhig und gleichmäßig.
Herz ganz ruhig und gleichmäßig - ruhig und gleichmäßig - ruhig und gleichmäßig.

- 4 x in Gedanken wiederholen.

Ich bin (werde) vollkommen ruhig und gelassen.

- 1 x in Gedanken wiederholen.

Sonnengeflecht strömend warm - strömend warm - strömend warm.
Sonnengeflecht strömend warm - strömend warm - strömend warm.
- 4 x in Gedanken wiederholen

Ich bin und bleibe vollkommen ruhig und gelassen,
- 1 x in Gedanken wiederholen.

Klangschale sanft anschlägeln. 2-3mal.

- und du kommst auf deine Weise hier her zurück und wenn du soweit bist, bewege deine Hände und Füße und räkle dich, bist du wieder ganz wach bist, dann rolle dich auf die Seite und setze dich hin.

Shanti anklingen lassen.

Reflexion

Wer will kann jetzt von seinem Gefühlten erzählen.

Tanz mit Mikadostäbchen (ca.12Minuten)

Räumt bitte eure Matten zur Seite und sucht euch dann einen Partner, der ungefähr so groß ist, wie ihr seit.
- Jedes Paar erhält zwei Mikadostäbchen.
- Stellt euch gegenüber und legt eure Zeigefinger auf die Zeigefinger eures Partners.
- Jetzt bringt ihr die Mikadostäbchen zwischen eure Zeigefinger und versucht sie so zu halten, daß der Druck für eure Finger nicht zu groß wird, die Stäbchen aber auch nicht herunterfallen.
- Jetzt übernimmt einer von euch den Part des Führers. Der Führende versucht den Partner in seine gewünschte Richtung zu dirigieren, indem er den Druck auf die Stäbchen verstärkt

81

oder vermindert. Der Partner versucht zu folgen.
ca. 2 Minuten
- Jetzt wechseln die Partner ihre Führungsposition.
ca. 2 Minuten
- Und jetzt versucht doch einmal etwas Rythmus in die Sache zu bringen.
  Musik einschalten.
  ca 2 Minuten
- Und jetzt wieder ein Wechsel der Führungsposition
  ca. 2 Minuten
- Ich hoffe es hat Spaß gemacht.

<u>Reflexion</u> (ca. 3 Minuten)

Wie habt ihr das Bewegen mit den Stäbchen erlebt?
Jeder darf seine Erfahrung kund tun.

Musikempfehlung je nach Zusammensetzung der TN

Ich nehme für meine TN:
- Aus dem Album Low Voltage von "The Boss Hoss" den Song Stallion Battalion

Dieser Song ist vom Temperament her Country-Rock&Roll und bringt Schwung in die TN.

<u>Meditation nach einer Vorlage von Ayya Khema</u>

Vorbereitung

Setzt euch bequem hin, entweder im Halblotussitz (Schneidersitz), oder im Reitersitz (oder auf einen Stuhl).
Kippe das Becken ein wenig nach hinten oder eventuell nach vorne, um die beste Aufrichtung für deine Wirbelsäule zu finden. Die Aufrichtung der Wirbelsäule hängt unmittelbar mit der Stellung des
82

Beckens zusammen, da sie über die Kreuzbeingelenke fest mit dem Becken verbunden ist.

Finde einen bequemen Platz für deine Hände, entweder auf den Oberschenkeln oder lege sie vor dir ineinander.

Lasse den Kopf von der Wirbelsäule tragen. Hilfreich ist die Vorstellung einer silbernen Schnur im Bereich deines Halswirbels, von wo aus dein Kopf leicht nach oben gezogen wird. Das Kinn kommt dadurch etwas mehr in Richtung Brust, und der Nacken wird leicht gedehnt.

Lasse mit dem Ausatmen noch etwas Spannung abfließen und lasse allmählich auch dein Alltagsbewußtsein tief in die Schale deines Beckens sinken und gebe ihm dort einen geistigen Ruheplatz. Ein geistiges Sofa, oder eine Hängematte wo dein Geist zur Ruhe kommen kann.

(Klangschalen für etwa 2 Minuten)

Meditation

Gehe jetzt mit deiner Aufmerksamkeit in den Bereich deines Herzens und lasse dort eine Herzblume oder Blüte entstehen. Es ist nichts, was du erzwingen kannst, sondern es ist eher, der Möglichkeit den Raum zu geben, dass etwas geschehen kann.

Vielleicht entsteht auch eher eine Körperwahrnehmung oder ein Duft statt eines Bildes. Bleibe bei dem, was für dich möglich ist.

Lasse die Blume oder die Blüten der Herzblume sich langsam entfalten. ..-.. Welche Farbe hat sie? ..-.. Ist es eine Blume, die du kennst oder magst? .. -.. Lasse diese Herzensblume immer weiter aufblühen. ..-..

..... Komme mit deiner Aufmerksamkeit immer wieder zurück zu diesem Bild deiner Herzblume.

..-.. Und wenn es Gedanken gibt, die sich immer wieder in den Vordergrund drängen, so kannst du ihnen einen kleinen Zettel anheften, auf dem steht: "Du gehörst nach gestern ..... und du gehörst nach morgen, ... oder du gehörst in die nächste Woche, oder so ähnlich und dann sie ziehen lassen.

Ihnen diesen Moment der Aufmerksamkeit geben, sie einordnen und dann auch wieder verabschieden, in dem Wissen darum, wenn es an der Zeit ist, kümmere ich mich wieder darum. und dann kommst du mit deiner Aufmerksamkeit wieder zurück, zu dem Bild, der Wahrnehmung, deiner Herzblume ..-..

Und lasse dann in ihrer Mitte goldene Blütenstempel entstehen und ein goldenes Licht, welches aus der Mitte deiner Herzblume ausströmt. ..-.. Gestatte diesem Licht, dieser Energie aus dem eigenen Herzen, sich auszubreiten, in deinem Körper und jede Zelle damit anzufüllen. ..-.. Auch hier ist wieder nichts, was du erzwingen kannst, sondern eher der Möglichkeit den Raum zu geben, dass etwas geschehen kann. ..-.. Ein Gefühl von Wärme, Anerkennung, Freundschaft für sich selbst, sich damit im Körper ausbreiten lassen. Etwas, was wir viel eher bereit sind, Anderen zu geben, als uns selbst.

..-..

Allerdings oft aus einem Mangel heraus, so dass wir darauf angewiesen sind, das dieses Gefühl von Wärme und Anerkennung, Freundschaft und Liebe zu uns zurückkommt, erwidert wird. ..-.. Viel wichtiger ist es für uns, erst einmal uns selbst mit dieser Energie aus dem eigenen Herzen im Körper ausbreiten zu lassen und sich ganz damit anzufüllen. Erst dann können wir aus einem Zustand der Fülle heraus auch anderen etwas geben, ohne darauf angewiesen zu sein, dass es erwidert wird.

..-..

..... Immer wieder mit der Aufmerksamkeit zurückkommen zu diesem Bild der Herzensblume.

Diesem unerschöpflichen Quell von Energie, den wir in unserem Herzen tragen und an den wir uns jederzeit wieder, wenn es notwendig ist, erinnern können! ..-..

..-..

Sich dann allmählich von diesem Bild, dieser Wahrnehmung, verabschieden, in dem Wissen darum, wenn es für mich wichtig ist, kann ich es jederzeit wieder erinnern.

Abschluss

Kommt nun langsam mit eurer Aufmerksamkeit zurück ins hier und jetzt.

84

Wer will kann sich räkeln, dehnen und strecken. Wer dann soweit ist, kann seine Augen öffnen, und wenn er will mit der Stirn den Boden berühren, was nicht nur eine Geste der Dankbarkeit oder Anerkennung eines höheren spirituellen Aspektes ist, sondern unseren Kopf auch wieder in Verbindung mit der Erde bringt.

Klangschale, eine Beckenschale, die ist auch für die Erdung des Menschen, sanft anklingen lassen.

Reflexion (ca. 5 Minuten)

Wie ist es euch ergangen?
Wer mag, kann von seiner Meditation erzählen.

Räkeln

Laßt uns aufstehen und einmal ausgiebig räkeln.
Denkt an alle sechs Richtungen in die wir uns bewegen können.
Und immer schön langsam räkeln.
Streckt euch bis in die Fingerspitzen und den kleinen Zeh.
Und nur machen was angenehm für euch ist.

Top Fit - Übung

Und zum Abschluß noch einmal die Top Fit Übung.
Jeder 3 mal

Gedanken zum Heimweg

Und wer hat heute einen Gedanken für den Heimweg dabei?

Klangschale anklingen - wenn Klang weg Gedanken zum Heimweg - kleine Pause - Klangschale

Übungskärtchen Herz und Sonnengeflecht

Für jeden von euch, daß ihr schön zu Hause üben könnt, ein Übungskärtchen.

Vorschau

Das nächste mal machen wir Autogenes Training für die Stirn.

Aufräumen

Bitte alles aufräumen, Danke!

Verabschiedung

Ich wünsche euch einen schönen Heimweg und übt recht fleißig. Jedes Kärtchen mindestens einmal täglich.

Ein großes Herz
kann
Geborgenheit schenken,
ein kleines auch

R F

Kapitel VI

Stirn

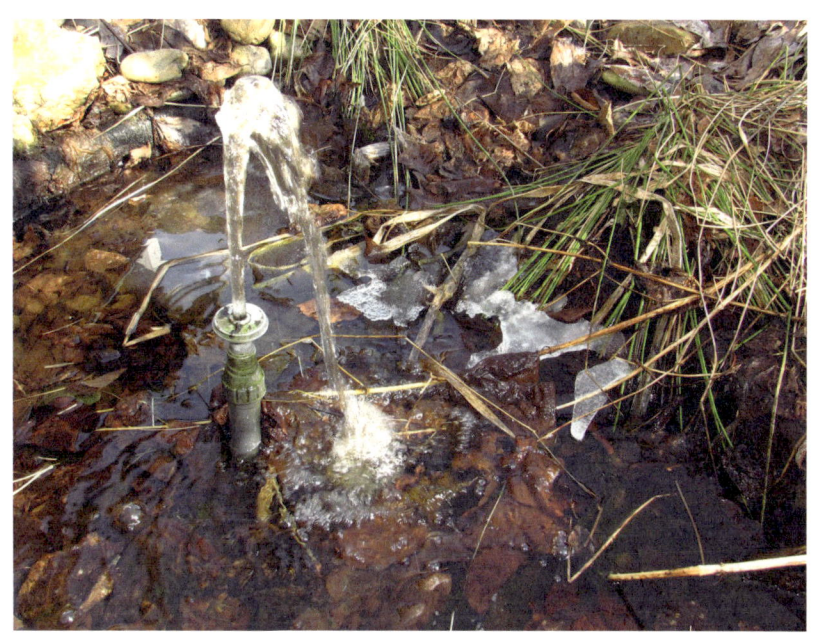

Faszination Autogenes Training, Schwerpunt: Stirn

Mitte

Die Mitte mit einer großen Schüssel voller Eiswürfel gestalten. Vielleicht noch ein paar Winterbilder dazu dekorieren.

Sitzkissen um die Mitte

Begrüßung

Schön daß ihr da seit.

Reflexion der Hausaufgabe

Habt ihr auch schön geübt?
Wie ist es euch ergangen?
Jeder darf etwas sagen, wenn er will.

Thema

Unser heutiges Thema befaßt sich mit der Stirn und Kühle.
Und wie ihr wisst, kann man alles was man schon einmal gesehen oder gespürt hat mit seinen inneren Bildern besser nachvollziehen.

Kühle-Übung

Nehmt euch doch bitte alle einen Eiswürfel.

Fahrt mit dem Eiswürfel über eure Stirn und spürt die angenehme Kühle.
Bevor euch die Kühle unangenehm wird, legt bitte den Eiswürfel zurück in die Schüssel.

Beim Autogenen Training suggerieren wir Kühle für unsere Stirn.
Ihr könnt euch jetzt sicher angenehme Kühle auf der Stirn vorstellen.

AT-Formel Stirn

Die Formel im Autogenen Training für die Stirn ist:
Stirn angenehm kühl - angenehm kühl - angenehm kühl

Und weil sich hinter der Stirn unser Gehirn, der Denk und Gefühlsapparat befindet, machen wir jetz eine Übung mit Denken und Fühlen.
Und wer einen kühlen Kopf braucht, schnappt sich vielleicht noch einmal schnell einen Eiswürfel und reibt sich über die Stirn.
Alternativ kann man sich ja auch "Stirn angenehm kühl" suggerieren.

(Mit Ton formen (30Minuten), ist leider nicht überall möglich.)

Benötigte Materialien:
- Ton
- abwaschbare Folie auf der der Lehm bearbeitet werden kann
- Tisch
- Waschbecken

Es gibt den Ausspruch "Einen kühlen Kopf bewahren". Manchmal ist es wichtig ruhig zu bleiben und auch einmal etwas zu machen, was cinem vielleicht nicht so liegt.
Wir wollen jetzt versuchen Ton zu dormen.
Jeder von euch bekommt eine Tonscheibe.
Bitte nehmt den Ton und sucht euch einen Platz an einem der Tische, schließt eure Augen und versucht aus der Masse eine runde Kugel zu formen.
Ihr habt für diese Übung 5 Minuten Zeit.

Tonkugeln begutachten, wie rund sind sie.

Jetzt versucht bitte aus der Kugel einen Menschen zu formen.
Für diese Aufgabe habt ihr 10 Minuten Zeit.

Figuren begutachten.
Es entstehen meistens sehr lustige Figuren.

Legt doch bitte eure Figuren auf den freien Tisch.

Photo von den Figuren machen.

Wer will kann seine Figur nach der Stunde mit nach Hause nehmen.

Aufräumen und Hände waschen.

Ersatzübungen, falls Tonformen nicht möglich.

Kopf sinken lassen in die Schale der Hände.
Verschränke in Rückenlage deine Hände hinter dem Kopf. Lasse deinen Kopf vertrauensvoll in die Schale der Hände sinken. Nun hebe diese Schale an und lasse sie wieder langsam sinken. Auch wenn du schon mit den Händen auf der Unterlage angekommen bist, verbleibe noch eine WSeile in der Vorstellung des "Sich-sinken-lassens".

Beuge dich aus dem Kniestand vornüber zum Vierfüßlerstand und schüttel deine Gesichtsmuskulatur locker schlotternd aus. Mit einem u-u-u-u-u-u geht es vielleicht leichter.

Aus dem Yoga.
Eingerolltes Blatt
Gehe in die Knieposition. Setzte dich langsam auf deine Fersen und neige deinen Oberkörper behutsam nach vorne. Lege deine Stirn vorne am Boden ab und führe beide Arme nach hinten. Die Handrücken auf dem Boden, ungefähr in der Höhe der Füße. Verweile einige tiefe Atemzüge lang in dieser Position. Danach richte dich ganz langsam Wirbel für Wirbel wieder auf, so wie sich ein eingerolltes Farnblatt langsam auseinander rollt.

Setzte dich bequem hin und lächle wie ein Breitmaulfrosch. Ziehe deine Mundwinkel weit auseinander, bis zu deinen Ohren.

Klopfmassage mit Fingerkuppen.

Bringe Fühlen und Empfinden in dein Gesicht, durch eine lockere, sensible Klopfmassage mit den Fingerkuppen beider Hände: auf Stirn, Schädeldecke und Hinterkopf. Spüre nach.

Schließe deine Augen und spreche in Gedanken nach, wie wir es bisher schon immer gemacht haben:
Ich bin ganz ruhig und gelassen.
- 1 x in Gedanken wiederholen

Stirn angenehm kühl - angenehm kühl - angenehm kühl.
Stirn angenehm kühl - angenehm kühl - angenehm kühl.
- 4 x in Gedanken wiederholen

Öffne deine Augen, richte dich langsam auf und stelle dich bequem hin.

Laßt uns ein paar Lockerungsübungen machen.

Stellt euch so auf, daß ihr zum Nachbarn etwas Platz habt.

Arme und Beine kurz ausschütteln. (ca.1Minute)

Und einmal kräftig Böxeln. (ca. 30 Sekunden)

Und mit der Nasenspitze eine acht malen. (ca. 30 Sekunden)
Jetzt anders herum. (ca. 30 Sekunden)

Und noch einmal kurz einen Hampelmann machen. (ca. 30 Sekunden)

Jetzt holt euch bitte eure Matten, Kissen und Decken und macht es euch bequem.

Phantasiereise Bergwanderung

Höre auf die Klänge der Klangschalen

und spüre ihre angenehme befreiende und entspannende Wirkung

Wenn du willst kannst du deine Augen schließen und weiter den Klängen der Klangschalen lauschen.

Wenn du willst kannst du nun meiner Reise folgen, wenn du aber an irgendeiner Stelle nicht mehr weiterreisen willst, dann öffne die Augen und du bist wach.

Höre nun auf meine Stimme, es kann aber auch sein, daß du andere Geräusche hörst, das ist in Ordnung, denn Geräusche kommen und gehen.

Und nun stelle dir vor du bist im Gebirge,
in einem kleinen romantischen Dorf,
am Fuße eines schönen Berges.
Die Kirchenglocken läuten gerade zur vollen Stunde.

Es ist ein wunderschöner warmer Tag.
Die Sonne lacht vom blauen Himmel.
Die Wiesen, um das Dorf, erstrahlen in saftigem grün.
Frisch und gut gelaunt machst du dich auf den Weg,
den Weg der dich zum Gipfel des schönen Berges führt.

Du genießt die Ruhe und die herrliche Landschaft hier.
Und so gehst du gut gelaunt den Weg nach oben,
auf einem sicheren, festen Weg.
Und so gehst du höher und höher.
Und es ist warm, angenehm warm

Vor dir siehst du eine Alm,
Kühe grasen friedlich davor.
Bald bist du da.

Du setzt dich auf eine Bank und schaust den Kühen beim grasen zu.
Eine leichte Briese weht dir um die Stirn,
Stirn angenehm kühl, angenehm kühl, kühl.

Erfrischt von der angenehmen Briese setzt du deinen Weg fort.
Ein Adler kreist am Himmel,
du schaust ihm zu,
elegant bewegt er sich im Wind,
er kreist um das Gipfelkreuz, dein Ziel, das du erreichen willst.

Und so steigst du den Weg hinauf,
sicheren Schrittes, einen Schritt nach dem anderen.
Schön ist es hier.
Viele verschiedene Blumen blühen hier und verströmen ihren angenehmen Duft.
Und da, im Steilhang,
eine Herde Gemsen,
wie gewandt sie sich in den Felsen bewegen,
wahre Kletterkünstler, wunderbar anzusehen.

Neben dir leises Plätschern,
ein kleiner Bach sucht seinen Weg ins Tal.
Du schöpfst mit deinen Händen Wasser
und erfrischt dein Gesicht.
Stirn angenehm kühl, angenehm kühl, kühl.

Das Gipfelkreuz ist nicht mehr weit.
Der Himmel ist strahlend blau
und die Sonne scheint und schickt ihre wärmenden Strahlen auf die Erde hinab.

Du fühlst dich wohl hier in den Bergen
du fühlst dich glücklich und frei,
frei wie der Adler, der immer noch am Himmel kreist.

Jetzt bist du am Gipfelkreuz, du hast es geschafft.
Du setzt dich hin, neben dir liegt noch Schnee.
Du nimmst dir eine Hand voll,

es fühlt sich wie Eiswürfel an
du reibst dir über die Stirn.
Stirn angenehm kühl, angenehm kühl, kühl.

Und so sitz du da und genießt die schöne Aussicht,
die Berge um dich herum, der blaue Himmel, die wärmende Sonne,
die unendliche Weite
und die angenehme Ruhe.

Ich werde jetzt eine Weile nicht zu dir sprechen, daß du dich ganz
deinen inneren Bildern hingeben kannst. Und wenn du wieder meine
Stimme hörst, kannst du meiner Reise weiter folgen, wenn du magst.

Aus der Ferne, im Dorf am Fuße des Berges erklingt leise die
Kirchenglocke.
Ihr angenehmer Klang dringt an dein Ohr.
Es ist das Zeichen heim zu gehen.
Und da jede schöne Reise einmal zu Ende geht,
machst du dich auf den Weg zurück zum Ausgangspunkt deiner
Reise und nimmst dir mit von deiner Reise, was wichtig für dich
wahr.
Deine Gedanken sind klar wie das Wasser der Quellen, die dem Berg
entspringen
und du bist genauso klar und frisch.
Du fühlst dich fit und inspiriert von diesem schönen Tag.

Höre nun auf die Klänge der Klangschalen
sie sind wie Sonnenstrahlen und verbreiten angenehme Wärme in
deinem Körper.

Höre auf die Klänge der Klangschalen,
sie sind wie der sanfte Bergwind und verbreiten angenehme Kühle
auf deiner Stirn.

Höre auf die Klänge der Klangschalen,
lasse diesmal ihren Klang deinen Körper wieder aufwecken.
Stelle dir vor, wie deine Lebensgeister neu erwachen,

wie die Schwingungen der Klangschale und ihre Töne
alle Partien deines Körpers wieder munter machen
und die Gedanken wieder in Schwung bringen.

Klangschale

Wenn das geschehen ist, dann öffne die Augen, räkle dich ausgiebig
und wenn du soweit bist, dann setze dich hin.

Shanti

Zimbeln

Und wenn einer noch 1 oder 2 Minuten braucht ist das auch in
Ordnung.

Ist es für euch in Ordnung, wenn wir schon anfangen? Er/Sie braucht
noch einen Moment und er/sie kommt gleich dazu?

Reflexion:

Wie fühlt ihr euch jetzt?
Wer mag kann von seiner Phantasiereise erzählen.

Aufräumen

Räumt bitte eure Matten und Decken auf.

Übung

Ich bin Top Fit
Lasst uns gemeinsam die Top Fit -Übung machen.
Heute bitte sechs mal wiederholen.

Gedanken zum Heimweg

Wer von euch hat heute einen Gedanken zum Heimweg mitgebracht?

Klangschale - Gedanken zum Heimweg - Klangschale

Kurze Pause
Vielen Dank für deinen Gedanken.

Vorschau

Das nächste mal geht es bei unseren AT-Übungen um den Bereich Schulter und Nacken.

Mitnahmeübung

Kärtchen mit Stirnformel mitgeben.

Verabschiedung

Ich wünsche euch einen guten Heimweg und übt fleißig eure AT-Formeln

Die Sonne wärmt,
der Wind der kühlt,
beides ist angenehm,
zu seiner Zeit.

R F

Kapitel VII

Schulter und Nacken

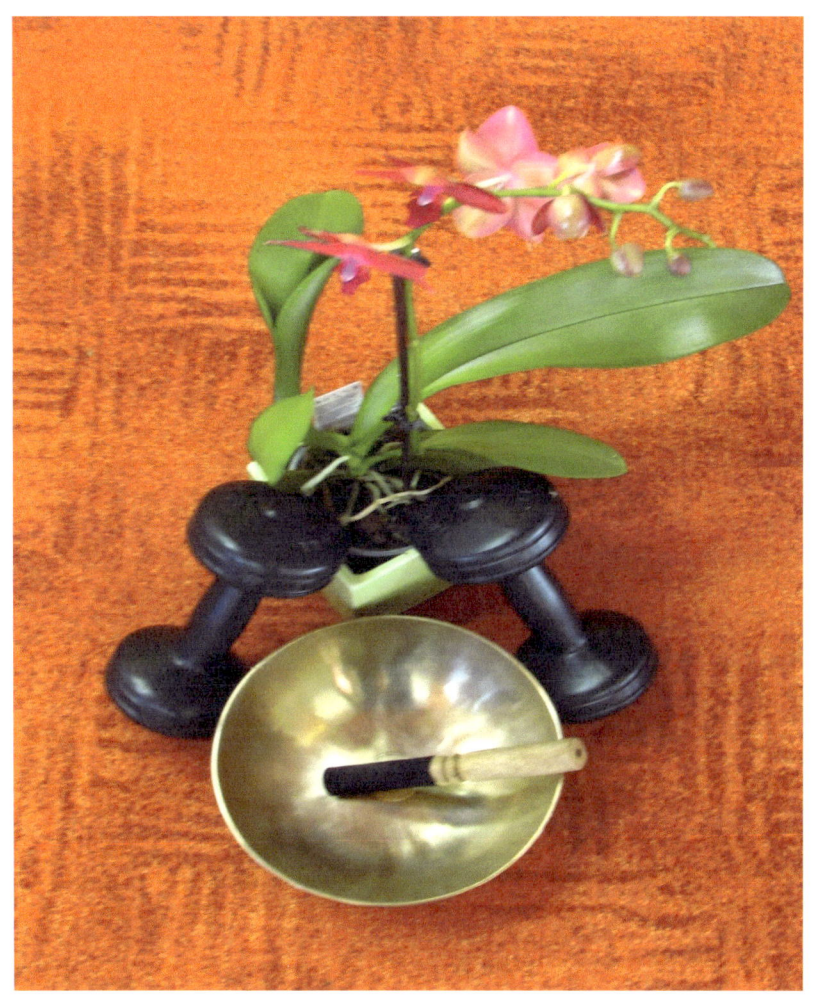

Faszination Autogenes Training, Schwerpunkt: Schulter und Nacken

Mitte

Mit einer Blumenschale und Gewichten gestalten.
Schön wäre auch eine alte Waage.

Begrüßung

Schön das ihr alle da seit, habt ihr auch fleißig geübt?
Wie ist es euch ergangen?
Jeder der möchte darf etwas sagen.

Unser heutiges Thema sind die Schultern und der Nacken und dazu wollen wir auch gleich eine Übung machen.

Übung

Stellt euch bitte ganz locker hin.
Die Beine leicht auseinander.
Stellt euch nun vor in einer Großküche ist das Salzfässchen in die Suppe gefallen und der Chef fragt wer wars? und alle heben und senken die Schultern keiner hat was gesehen, keiner war es.
Also hebt und senkt mal schön eure Schultern, oder wisst ihr, wer es war?

Jetzt stellt euch bitte vor, ihr habt eine Jacke oder eine Stola über den Schultern hängen und ihr lasst sie ganz vorsichtig nach hinten runter gleiten (Drehbewegung der Schulter nach hinten, kreisende Bewegung, nach unten und vorne wieder hoch). Bitte 5 mal wiederholen.
Und jetz holt ihr die Jacke wieder hoch (kreisende Drehbewegung der Schulter von unten nach oben). Bitte 5 mal wiederholen.

Erklärung zu Schultern und Nacken

Die Schultern und der Nacken haben eine Sonderstellung im Autogenen Training, denn sie bilden das obere Kreuz, das im Menschen die Waage hält. Die Haltung und der Spannungsgrad der Schulter-Nackenmuskulatur entsprechen dem Ausdruck der psychischen Einstellung.

Für die Schulter reicht die Palette sprachlicher Beschreibungen vom Halsstarrigen, von dem eigensinnig auf sein Recht bestehenden, der den Nacken nicht beugen kann, der keine Demut kennt, auf die Gefahr hin, daß ihm der Nacken gebrochen wird, bis hin zum geknickten Menschen, der den Kopf hängen läßt.

Wird dem Menschen etwas auf den Hals geladen oder reicht ihm das Wasser bis zum Hals, oder sitzt ihm etwas im Nacken, dann soll er den Nacken steif machen, hartnäckig Widerstand leisten. Mit Kopf hoch wird man ermutigt den Kopf oben zu behalten, oder den Nacken steif zu halten.

Alles Ausdrücke, die nicht unbedingt eine lockerheit im Schulter-Nackenbereich andeuten. Verändert man Haltung und Spannungsgrad des Schulterbereichs, und das ist die Aufgabe im Autogenen Training, so verändert sich gleichermaßen die psychische Einstellung.

Räkeln

So und nun stellt euch alle einmal hin, etwas Platz zu eurem Nebenmann, und dann schön räkeln.

Knie schlottern

Und jetzt schlottern wir einmal mit den Knien. (Knie zu einander und von einander weg bewegen.)

AT-Übung Schulter-Nacken-Bereich

Bitte nehmt eine bequeme Haltung ein, spürt wie euer Körper auf der Matte liegt / im Stuhl sitzt.

Atmet ruhig gleichmäßig ein und aus. Wer will kann auch seine Augen schließen.

Ich bin (werde) vollkommen ruhig und gelassen.
- 1 x in Gedanken wiederholen.

Arme ganz schwer - ganz schwer - schwer. Arme ganz schwer - ganz schwer - schwer.
- 4 x in Gedanken wiederholen.

Ich bin (werde) vollkommen ruhig und gelassen
- 1 x in Gedanken wiederholen.

Beine ganz schwer - ganz schwer - schwer. Beine ganz schwer - ganz schwer - schwer.
- 4 x in Gedanken wiederholen.

Ich bin (werde) vollkommen ruhig und gelassen.
- 1 x in Gedanken wiederholen.

Hände ganz warm - ganz warm - warm. Hände ganz warm - ganz warm - warm.
- 4 x in Gedanken wiederholen.

Ich bin (werde) vollkommen ruhig und gelassen
- 1 x in Gedanken wiederholen

Füße ganz warm - ganz warm - warm. Füße ganz warm - ganz warm - warm.
- 4 x in Gedanken wiederholen

Ich bin (werde) vollkommen ruhig und gelassen.

Atmung ruhig und gleichmäßig - ruhig und gleichmäßig - ruhig und gleichmäßig.
Atmung ruhig und gleichmäßig - ruhig und gleichmäßig - ruhig und gleichmäßig.
- 4 x in Gedanken wiederholen.

Ich bin (werde) vollkommen ruhig und gelassen.
- 1 x in Gedanken wiederholen.

Sonnengeflecht strömendwarm -strömend warm - strömend warm.
Sonnengeflecht strömendwarm -strömend warm - strömend warm.
- 4 x in Gedanken wiederholen.

Ich bin (werde) vollkommen ruhig und gelassen.
- 1 x in Gedanken wiederholen.

Schulter und Nacken angenehm warm - angenehm warm - angenehm warm.
Schulter und Nacken angenehm warm - angenehm warm - angenehm warm.

- 4 x in Gedanken wiederholen

Ich bin (werde) vollkommen ruhig und gelassen.

- 1 x in Gedanken wiederholen.

Stirn angenehm kühl - angenehm kühl - angenehm kühl
Stirn angenehm kühl - angenehm kühl - angenehm kühl

- 4 x in Gedanken wiederholen

Ich bin und bleibe vollkommen ruhig und gelassen,

- 1 x in Gedanken wiederholen

- und du kommst auf deine Weise hier her zurück und wenn du soweit bist, bewege deine Hände und Füße und räkle dich, bist du wieder ganz wach bist.

Tanz der Gelenke

Stellt euch irgendwo im Raum auf, so daß ihr euch gut bewegen könnt, ohne euren Nachbarn zu behindern.

Stellt euch nun vor ihr steigt in imaginäre Schuhe mit dicken Malerbürsten als Sohlen.
Jetzt taucht ihr mit der Malerbürste des rechten Fußes in einen Farbeimer und dann beginnt ihr zu malen.
Vielleicht eine acht oder was ihr malen wollt.
Jetzt nehmt ihr den anderen Fuß.

Als nächstes zieht ihr euch dicke Quasten als Knieschoner an, taucht die Quasten in den Farbeimer und malt dann mit den Quasten an euren Knien, was ihr wollt. Vielleicht erst einmal Kreise. Einmal mit dem einen Knie, dann mit dem anderen Knie und vielleicht mit beiden Knien gleichzeitig.

Jetzt zieht ihr euch bitte eine Hotpants an. Diese Hotpants hat einen riesigen Quastenpo. Den taucht ihr bitte in den Farbeimer und beginnt dann zu malen.

Jetzt schiebt ihr euch bitte Malerquasten auf eure Hüften. Malt was schönes.

Und jetzt schiebt ihr die Malerquasten von den Hüften auf den Bauch, taucht in den Farbeimer ein und setz eure Malkünste fort.

Eure Hände können es kaum erwarten tätig zu werden. Zieht doch bitte große Bürstenhandschuhe an, taucht in den Farbeimer und malt mit den Händen.

Jetzt zieht bitte Quasten über eure Ellenbogen und malt damit.

Und jetzt sind die Schultern an der Reihe. Bringt Quasten an und malt damit.

Jetzt schlupft ihr in eine Weste, die auf der Rückseite eine große Malerquaste hat. Malt jetzt mit eurer Rückenquaste.

Die Feinarbeit beim malen macht ihr mit einem langen Pinsel, mindestens 1en Meter ist er. Diesen Pinsel steckt ihr euch in die Ohren. Zuerst malt ihr mit dem rechten Ohrpinsel.

Jetzt malt bitte mit dem linken Ohrpinsel.

Und weil die Nase nicht nur zum Riechen da ist, nehmt ihr jetzt einen eurer langen Pinsel und steckt ihn auf die Nase und malt ganz feine Striche mit der Pinselspitze.

Was macht ein Künstler, wenn er mit seinem Bild fertig ist? Unterschreiben! Unterschreibt daoch mit eurem Nasenpinsel euer imaginäres Bild.

Alle Malersachen zur Seite räumen und wer will kann sich hinsetzen (Sitzkissen), oder hinlegen.
Spürt einen Moment nach.

Reise durch die Gelenke

Legt euch jetzt im Halbreis hin. Füße zur Kreismitte. Macht es euch richtig bequem. Vielleicht stellt ihr euch vor, ihr liegt an einem weichen, warmen Sandstrand und wackelt ein wenig mit eurem Po und euren Schultern hin und her, so als wolltet ihr eine Kuhle in den Sand machen, um noch etwas bequemer zu liegen. Wer will kann jetzt seine Augen schließen.

Hört jetzt auf den Klang der Klangschale.
Klangschale sanft anschlägeln
Spüre wie die Schwingungen der Klangschale deine Zehen berühren. Lade kostbares heilsames Öl ein sich in deinen Zehengelenken breit zu machen und für mehr Beweglichkeit zu sorgen.
Klangschale sanft anschlägeln
Spüre nun wie die Schwingungen der Klangschale weiter zu deinen Mittelfußknochen wandern. Lade kostbares,heilsames Öl ein, sich in deinen Mittelfußknochen breit zu machen und für mehr Beweglichkeit zu sorgen.
Klangschale sanft anschlägeln
Spüre nun wie die Schwingungen der Klangschale weiter zu deinen Sprunggelenken wandern.
Lade kostbares,heilsames Öl ein, sich in deinen Sprunggelenken breit zu machen und für mehr Beweglichkeit zu sorgen.
Klangschale sanft anschlägeln
Spüre nun wie die Schwingungen der Klangschale weiter zu deinen Kniegelenken wandern.
Lade kostbares,heilsames Öl ein, sich in deinen Kniegelenken breit zu machen und für mehr Beweglichkeit zu sorgen.
Klangschale sanft anschlägeln
Spüre nun wie die Schwingungen der Klangschale weiter zu deinen Hüftgelenken wandern.
Lade kostbares,heilsames Öl ein, sich in deinen Hüftgelenken breit zu machen und für mehr Beweglichkeit zu sorgen.
Klangschale sanft anschlägeln
Spüre nun wie die Schwingungen der Klangschale weiter zu deinem Becken wandern.
Lade kostbares,heilsames Öl ein, sich in deinem Becken breit zu machen und für mehr Beweglichkeit zu sorgen.

Klangschale sanft anschlägeln
Spüre nun wie die Schwingungen der Klangschale weiter zu deinem Kreuzbein wandern.
Lade kostbares,heilsames Öl ein, sich in deinem Kreuzbein breit zu machen und für mehr Beweglichkeit zusorgen.
Klangschale sanft anschlägeln
Spüre nun wie die Schwingungen der Klangschale weiter zu deinen Lendenwirbeln wandern.
Lade kostbares,heilsames Öl ein, sich in deinen Lendenwirbeln breit zu machen und für mehr Beweglichkeit zusorgen.
Klangschale sanft anschlägeln
Spüre nun wie die Schwingungen der Klangschale weiter zu deinen Brustwirbeln wandern.
Lade kostbares,heilsames Öl ein, sich in deinen Brustwirbeln breit zu machen und für mehr Beweglichkeit zusorgen.
Klangschale sanft anschlägeln
Spüre nun wie die Schwingungen der Klangschale weiter zu deinen Halswirbeln wandern.
Lade kostbares,heilsames Öl ein, sich in deinen Halswirbeln breit zu machen und für mehr Beweglichkeit zusorgen.
Klangschale sanft anschlägeln
Spüre nun wie die Schwingungen der Klangschale weiter zu deinen Kiefergelenken wandern.
Lade kostbares, heilsames Öl ein, sich in deinen Kiefergelenken breit zu machen und für mehr Beweglichkeit zusorgen.
Klangschale sanft anschlägeln
Spüre nun wie die Schwingungen der Klangschale durch deinen Körper bis zu deinen Schultergelenken wandern.
Lade kostbares, heilsames Öl ein, sich in deinen Schultergelenken breit zu machen und für mehr Beweglichkeit zusorgen.
Klangschale sanft anschlägeln
Spüre nun wie die Schwingungen der Klangschale weiter zu deinen Ellenbogengelenken wandern.
Lade kostbares, heilsames Öl ein, sich in deinen Ellenbogengelenken breit zu machen und für mehr Beweglichkeit zusorgen.
Klangschale sanft anschlägeln
Spüre nun wie die Schwingungen der Klangschale weiter zu deinen Handwurzelgelenken wandern.

Lade kostbares, heilsames Öl ein, sich in deinen Handwurzel-gelenken breit zu machen und für mehr Beweglichkeit zu sorgen.
Klangschale sanft anschlägeln
Spüre nun wie die Schwingungen der Klangschale weiter zu deinen Mittelhandknochen wandern.
Lade kostbares, heilsames Öl ein, sich in deinen Mittelhandknochen breit zu machen und für mehr Beweglichkeit zusorgen.
Klangschale sanft anschlägeln
Spüre nun wie die Schwingungen der Klangschale weiter zu deinen Fingergelenken wandern.
Lade kostbares, heilsames Öl ein, sich in deinen Fingergelenken breit zu machen und für mehr Beweglichkeit zusorgen.
Klangschale sanft anschlägeln
Jetzt wo euer Körper wieder mit mehr Beweglichkeit gesegnet ist, kommt langsam, in eurer Weise, hierher zurück.
Räkelt euch ausgiebig und wenn ihr soweit seit, rollt euch auf die Seite und setzt euch hin.
Shanti erklingen lassen.

Reflexion

Wie ist es euch ergangen?
Wie fühlt ihr euch?

Übungen

Stellt euch bitte alle einmal hin und **räkelt** euch in alle sechs Richtungen.

Und nun noch die **TOP FIT** Übung

Aufräumen

Räumt bitte eure Matten, Kissen und Decken auf.

Gedanken für den Heimweg

Wer hat heute einen Gedanken für den Heimweg dabei?   109

Nimm doch bitte die Klangschale.
Klangschale - Gedanke - Klangschale
Danke schön.

Mitnahmeübung

Ihr bekommt natürlich auch heute wieder eine kleine Hausaufgabe
Übungskärtchen Schulter und Nacken verteilen.

Vorschau

Das nächste mal machen wir die komplette Übung, des bisher
gelernten Autogenen Trainings.

Verabschiedung

Ich wünsche euch einen guten Heimweg und übt fleißig. Bis zum
nächsten Mal.

Jeder hat sein Kreuz zu tragen,
trage es mit einem Lächeln,
dann geht es vielleicht leichter.

R F

Kapitel VIII

AT-komplett

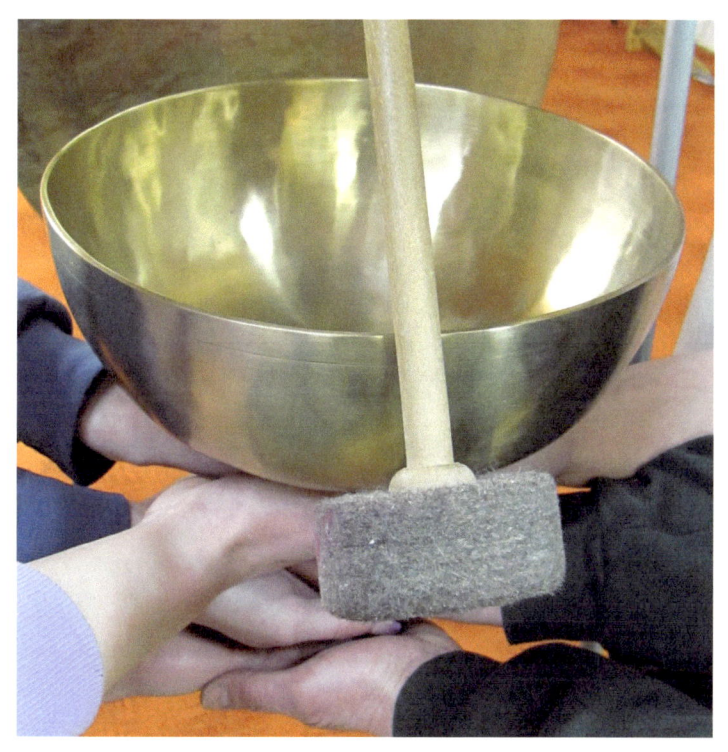

Faszination Autogenes Training, Thema: AT - Komplett (Unterstufe)

Mitte

Die Mitte mit einer Blumenschale gestalten. Außenherum Bilder der vorangegangenen Mitten.
Sitzkissen um die Mitte.

Begrüßung

Schön daß ihr alle da seit.
Wie ist es euch ergangen?
Habt ihr fleißig geübt?
Jedem der will kurz Zeit zum Erzählen lassen.
Heute bei unserem vorläufig letzten Treffen machen wir das ganze Autogene Training der Unterstufe noch einmal gemeinsam durch.
Danach dürft ihr ein Klangbad nehmen. Wie das geht erfahrt ihr noch.

Aber zuerst möchte ich wissen , wie es bei euch mit dem Üben geklappt hat.

Reflexion der Hausaufgabe

Seit ihr alle klar gekommen?

Übungen

- Arme und Beine ausschütteln

- Räkeln

Und heute, an unserem letzten Treffen, machen wir die kompletten Formeln des Autogenen Trainings aus der Unterstufe.

Holt euch dazu eine Matte,eventuell auch Decke und Kissen, und sucht euch einen Platz, wo ihr es euch richtig bequem machen könnt.

AT-Komplett

Mache es dir richtig bequem. Lege dich hin und strecke dich aus. Räkle dich wohlig, das läßt schon einmal etwas Spannung im Körper lösen.

Finde eine bequeme Position in der Rückenlage, die Arme entspannt neben dem Körper, die Beine ausgestreckt, die Fersen ungefähr handbreit auseinander.

Vielleicht wackelst du etwas mit deinem Po, als wenn du am Sandstrand liegen würdest. Stelle dir vor du machst eine Kuhle in den Sand und liegst noch bequemer.

Vielleicht wackelst du auch noch etwas mit deinen Schultern und machst auch mit ihnen eine Kuhle in den Sand und so liegst du noch etwas bequemer.

Und während du hier in angenehmer Atmosphäre liegst, wird dich meine Stimme begleiten.

Begebe dich nun zu deinem Ort der Ruhe oder wohin du gerade magst.

Spreche mir nun in Gedanken die AT-Formeln nach, so wie du es schon die ganze Zeit gemacht hast.

Ich bin (werde) vollkommen ruhig und gelassen.
- 1 x in Gedanken wiederholen.

Arme ganz schwer - ganz schwer - schwer. Arme ganz schwer - ganz schwer - schwer.
- 4 x in Gedanken wiederholen.

Ich bin (werde) vollkommen ruhig und gelassen
- 1 x in Gedanken wiederholen.

Beine ganz schwer - ganz schwer - schwer. Beine ganz schwer - ganz schwer - schwer.
- 4 x in Gedanken wiederholen.

Ich bin (werde) vollkommen ruhig und gelassen.
- 1 x in Gedanken wiederholen.

Hände ganz warm - ganz warm - warm.
Hände ganz warm - ganz warm - warm.
- 4 x in Gedanken wiederholen.
Ich bin (werde) vollkommen ruhig und gelassen.
- 1 x in Gedanken wiederholen
Füße ganz warm - ganz warm - warm. Füße ganz warm - ganz warm
- warm.
- 4 x in Gedanken wiederholen
Ich bin (werde) vollkommen ruhig und gelassen.

Atmung ruhig und gleichmäßig - ruhig und gleichmäßig - ruhig und gleichmäßig.
Atmung ruhig und gleichmäßig - ruhig und gleichmäßig - ruhig und gleichmäßig.
- 4 x in Gedanken wiederholen.
Ich bin (werde) vollkommen ruhig und gelassen.
- 1 x in Gedanken wiederholen.

Herz ganz ruhig und gleichmäßig - ruhig und gleichmäßig - ruhig und gleichmäßig.
Herz ganz ruhig und gleichmäßig - ruhig und gleichmäßig - ruhig und gleichmäßig.
- 4 x in Gedanken wiederholen.
Ich bin (werde) vollkommen ruhig und gelassen.
- 1 x in Gedanken wiederholen.

Sonnengeflecht strömend warm - strömend warm - strömend warm.
Sonnengeflecht strömend warm - strömend warm - strömend warm.
- 4 x in Gedanken wiederholen
Ich bin (werde) vollkommen ruhig und gelassen.
- 1 x in Gedanken wiederholen.

Schulter und Nacken angenehm warm - angenehm warm - angenehm warm.

Schulter und Nacken angenehm warm - angenehm warm - angenehm warm.

- 4 x in Gedanken wiederholen

Ich bin (werde) vollkommen ruhig und gelassen.

- 1 x in Gedanken wiederholen.

Stirn angenehm kühl - angenehm kühl - angenehm kühl.
Stirn angenehm kühl - angenehm kühl - angenehm kühl.
Ich bin (werde) vollkommen ruhig und gelassen.

- 1 x in Gedanken wiederholen.

Mein ganzer Körper ist gelöst und angenehm warm.
Ich bin voller Vertrauen.
Ich ruhe in mir.

Ich bin und bleibe vollkommen ruhig und gelassen.

Komme auf deine eigene Weise hier her zurück und wenn du soweit bist, bewege deine Hände und Füße und räkle dich, bist du wieder ganz wach bist.

Shanti anklingen lassen

Zimbeln, wenn notwendig.

Und wenn einer noch 1 oder 2 Minuten braucht ist das auch in Ordnung.

Und weil ihr gerade so schön entspannt da liegt, räkelt euch noch ein wenig, bis wir die Kurzform des AT machen.

Die Kurzform von AT-komplett

Arme ganz schwer und warm - ganz schwer und warm - schwer und warm.

- 4 x in Gedanken wiederholen.

Arme und Beine gelöst und angenehm warm - gelöst und angenehm warm - gelöst und angenehm warm.
- 4 x in Gedanken wiederholen.
Ich bin voll vollkommen ruhig und gelassen.
- 1 x in Gedanken wiederholen.

Herz und Atmung ganz ruhig und gleichmäßig- ganz ruhig und gleichmäßig-ganz ruhig und gleichmäßig.
- 4 x in Gedanken wiederholen.
Sonnengeflecht strömend warm - strömend warm - strömend warm.
- 4 x in Gedanken wiederholen.
Ich bin voll vollkommen ruhig und gelassen.
- 1 x in Gedanken wiederholen.

Nacken angenehm warm - angenehm warm - angenehm warm.
- 4 x in Gedanken wiederholen
Stirn angenehm kühl - angenehm kühl - angenehm kühl.
- 4 x in Gedanken wiederholen.
Ich bin voll vollkommen ruhig und gelassen.
- 1 x in Gedanken wiederholen.

Mein ganzer Körper ist gelöst und angenehm warm.
Ich bin voller Vertrauen.   Ich ruhe in mir.

Ich bin und bleibe vollkommen ruhig und gelassen.

Komme auf deine eigene Weise hier her zurück und wenn du soweit bist, bewege deine Hände und Füße und räkle dich, bist du wieder ganz wach bist.

> Shanti anklingen lassen
> Zimbeln, wenn notwendig.

Und wenn einer noch 1 oder 2 Minuten braucht ist das auch in Ordnung.

Stellt euch bitte alle hin und stellt euch vor, daß ihr an einem Sandstrand entlanglauft, erst gemütlich, dann immer schneller, dann wieder gemütlich und weil das Laufen so anstrengend war, legt ihr euch ganz bequem hin.

Meeresrauschen

Musik Meeresrauschen einschalten.
(Lange Pausen nach den Absätzen)
Und so liegt ihr da, ganz bequem, an eurem Sandstrand.

Der eine vielleicht im weichen, warmen Sand,
der andere in einem beuemen Strandkorb,
oder vielleicht in einer Hängematte.

Und so liegt ihr da, ganz ruhig und entspannt.

Vielleicht geht ja gerade die Sonne auf.
Ein großer roter Ball am Himmel steht.

Wärmende Strahlen schickt sie zu dir.

Du lauscht dem Meer und schaust der Sonne zu,
wie sie höher und höher steigt.

Sanfte Wellen umspülen den Strand.

Du liegst da, völlig ruhig und entspannt.

Und so langsam kommst du zurück ins Hier und Jetzt.

Du öffnest deine Augen und räkelst dich.

Shanti anklingen lassen.

Und wenn einer noch 1 oder 2 Minuten braucht ist das auch in Ordnung.

Lasst uns einstweilen weitermachen, der/die kommt sicher gleich dazu.

Reflexion

Erzählt einmal, wie ist es euch ergangen.

Übungen

Laßt uns noch ein paar Übungen machen, die ihr schon kennt.
Diese Übungen könnt ihr jederzeit und fast überall machen, nutzt das auch.

- Atemübung, "Ich bin ganz weit"
- Böxeln
- Jacke die Schulter runtergleiten lassen
- Wasser abschütteln
- Chinesischer Frühling
- Ich bin Top Fit

Klangbad (ca. 35 Minuten)

Wir wollen gemeinsam ein Klangbad nehmen und dabei dürft ihr aktiv mitmachen.
Nehmt euch bitte jeder eine Klangschale und einen Schlägel.
Haltet nun die Klangschale so in eurer Hand, daß ihr nur den Boden der Klangschale berührt. Mit der anderen Hand nehmt ihr den Schlägel und schlägelt die Klangschale sanft unterhalb des Randes an.
So jetzt probiert einmal.
TN dürfen probieren. (2-3 Minuten)

Stellt euch bitte im Kreis auf.
Zu Zweien abzählen, die/der (Name das TN) beginnt mit eins.
Alle zweier holen sich bitte eine Matte und stellen die Klangschale zurück.
Legt euch bitte im Kreis auf den Boden, die Füße zueinander.

Die Einser nehmen sich bitte eine weitere Klangschale (oder mehrere, falls soviele zur Verfügung stehen), verteilen sich gleichmäßig um den Kreis der liegenden Teilnehmer und setzen sich hin.
Macht es euch bequem.
Wer von den Liegenden mag, kann seine Augen schließen.
Ich nehme einen Gong und stelle mich in die Mitte des Kreises.
Wir werden unsere Klanginstrumente der Reihe nach anschlagen.
Ich fange mit dem Gong an, und dann ihr, der Reihe nach, im Abstand von ca. 5 Sekunden eure Klangschalen, und dann wieder von vorne. Nach mir schlägelt die/der Name TN seine Klangschale an und dann entgegen dem Uhrzeigersinn.
Genießt nun die Klänge und entspannt euch.

Nach ca. 10 Minuten, wenn der letzte Klang verklungen ist:
" Kommt nun langsam zurück ins hier und jetzt, räkelt euch ausgiebig, und wenn ihr soweit seit, rollt euch auf die Seite und setzt euch hin."
Ich gehe einstweilen mit dem Shanti um die Gruppe.
Wenn nach ca. 2 Minuten noch nicht alle "da" sind, lasse ich die Zimbeln erklingen.

So und jetzt dürft ihr die Plätze tauschen.
Macht es euch bequem.

Wenn alle ihren Platz gefunden haben, fange ich mit dem Gong an.
Im Abstand von ca. 5 Sekunden schlägelt ihr eure Klangschalen an.
Schön der Reihe nach und nach mir schägelt die/der Name TN an und dann entgegen dem Uhrzeigersinn.

Nach ca. 10 Minuten, wenn der letzte Klang verklungen ist:
" Kommt nun langsam zurück ins hier und jetzt, räkelt euch ausgiebig, und wenn ihr soweit seit, rollt euch auf die Seite und setzt euch hin."
Ich gehe einstweilen mit dem Shanti um die Gruppe.
Wenn nach ca. 2 Minuten noch nicht alle "da" sind, lasse ich die Zimbeln erklingen.

Wenn alle wieder da sind.

Reflexion

Wie habt ihr das Klangbad erlebt?

Aufräumen

Räumt bitte alle Sachen auf, stellt die Stühle im Kreis auf und setzt euch.

Reflexion über das Seminar

Jetzt interessiert mich natürlich was ihr von diesem Seminar mit nach Hause nehmt.
Wir lassen den Koosball wandern. Wer ihn hat, darf erzählen.
Ich werfe den Koosball jemandem zu.
Werft den Koosball zum Nächsten, wenn ihr fertig seit.

Wenn alle dran waren.

Danke

Ich danke euch für dieses schöne Seminar, ihr habt wunderbar mitgearbeitet, ...
Ich würde mich freuen, wenn wir uns vielleicht bei einem anderen Seminar wiedersehen würden.
Kommt alle gut nach Hause, übt fleißig und bleibt gesund.

Kapitel
IX

- **Übungskärtchen**
- **Reserveübungen**
- **Literaturverzeichnis**
- **Hinweise/Haftungsausschluß**
- **Übcr den Autor**
- **Kurse**
- **Schlußwort**

Arme ganz schwer - ganz schwer- schwer

4 x in Gedanken wiederholen

Beine ganz schwer - ganz schwer - schwer

4 x in Gedanken wiederholen

Atmung ruhig und gleichmäßig -
ruhig und gleichmäßig - ruhig und gleichmäßig

4 x in Gedanken wiederholen

Schulter und Nacken angenehm warm
angenehm warm - angenehm warm

4 x in Gedanken wiederholen

Stirn angenehm kühl
angenehm kühl - angenehm kühl

4 x in Gedanken wiederholen

Ich bin und bleibe vollkommen ruhig und gelassen

1 x in Gedanken wiederholen

Reserveübungen

Sind manchmal notwendig, weil man einmal eine Übung nicht machen kann, oder noch Zeit bis zum Ende der Stunde ist.

Reserveübung

Ich möchte euch etwas zur Wirkugsweise der Klangschalen zeigen.
Einer der TN bekommt die Klangschale in die Handfläche.
Klangschale anschlägeln.
Der nächste TN legt seine Hand unter die Hand des anderen TN.
Klangschale anschlägeln.
Fortsetzen, bis alle TN die Hände untereinander haben, oder einer der TN keine Schwingung mehr spürt.

Reserveübung

Wenn die Teilnehmer liegen.
Die Klangschale verteilt ihre Schwingungen genauso, wie das Zentrum des Sonnengeflechts an alle mit ihm verbundenen Körperregionen.
Klangschale, wenn möglich große Beckenschale, nacheinander auf das Sonnengeflecht jedes TN stellen und sanft anschlägeln.
Spürt wie sich die Schwingungen, von der Schale aus, im Körper verbreiten.

Polaritätsspiel (5-? Minuten)

Gegensätze ohne Worte zeigen
Es werden Gruppen aus 2 oder 3 TN gebildet.
Diese Gruppen haben die Aufgabe sich einen Gegensatz auszudenken.
Zum Beispiel schwer und leicht.
Diesen Gegensatz müssen sie vor der restlichen Gruppe pantomimisch, ohne Worte, darstellen.
Der Gegensatz muß von der Gruppe erraten werden.

Gedanken zur Ruhe

Mache es dir richtig bequem. Lege dich hin und strecke dich aus.
Räkle dich wohlig, das läßt schon einmal etwas Spannung im Körper
lösen.
Finde eine bequeme Position in der Rückenlage, die Arme entspannt
neben dem Körper, die Beine ausgestreckt, die Fersen ungefähr
handbreit auseinander.

Lasse dich nun von den Schwingungen der Klangschalen tragen, sie
sind wie die Wellen des Meeres,sie wiegen ganz sanft und trotzdem
beständig.

Lausche den Schwingungen der Klangschalen, sie sind wie das leise
Rauschen des Meeres.
Sie dringen an dein Ohr und lassen dich träumen.

Stelle dir nun vor, du liegst an einem Sandstrand, vielleicht wackelst
du etwas mit deinem Po, stelle dir vor du machst eine Kuhle in den
weichen Sand unter dir und so liegst du noch etwas bequemer.
Vielleicht wackelst du auch noch etwas mit deinen Schultern und
machst auch mit ihnen eine Kuhle in den weichen Sand unter dir und
so liegst du noch etwas bequemer.

Spüre wie dein Körper in dem warmen Sand an einem schönen
Strand liegt, vollkommen entspannt.

Vielleicht genießt du das leise Rauschen des Meeres und die Stille
um dich herum.

Keine Menschenseele weit und breit, keine lauten Geräusche, nur
angenehme Stille.

Und so liegst du da und genießt die Ruhe.

Selbst das Meer ist jetzt vollkommen glatt und ruhig.

Es ist angenehm warm hier und ruhig.

Langsam ziehen ein paarkleine Wolken am Himmel vorbei, ganz langsam und leise.

Ein Spiel aus Licht und Schatten entsteht.

Schön ist es hier, schön, angenehm und ruhig.

Kein Windhauch stört die Ruhe hier.

Nur dein gleichmäßiger ruhiger Atem ist zu spüren.

Und so atmest du gleichmäßig und ruhig.

Und so langsam neigt sich der Tag dem Ende entgegen.

Vielleicht liegst du da, ganz ruhig und entspannt und schaust der Sonne zu, wie sie langsam untergeht.

Viele bunte Farben ein Sonnenuntergang wie du ihn dir schon immer vorgestellt hast. Du an einem weichen, warmen Sandstrand und die Sonne geht unter nur für dich.
Ein Bild der Ruhe und des Friedens, diese herrlichen Farben am Himmel und das leuchtende rot der untergehenden Sonne.

Ruhig ist es hier, angenehm ruhig und warm.
Und so liegst du da, völlig entspannt und ruhig.

Ein kleiner Windhauch

Das Meer fängt langsam an sich zu bewegen.

Ein leichtes Rauschen, wie die Klangwellen der Klangschale, die du nun langsam wahr nimmst.

Und so lauscht du den Klangwellen der Klangschalen und verabschiedest dich von deinem Strand.
Du lauscht den Klangschalen und kommst mit Ihnen zurück ins hier und jetzt.
128

Literaturnachweis:

Folgende Bücher und Lehrblätter haben mich bei dieser Abschlußarbeit unterstützt.
Ich kann jedem, der sich mit Entspannung beschäftigt, diese Bücher empfehlen, bzw. die Ausbildung zum Entspannungspädagogen in der Akademie "Gesundes Leben" zu machen.

- Lehrblätter, Ausbildung zum Entspannungspädagogen, Akademie "Gesundes Leben", Ausbildungsjahr 2010/2011
- Handbuch Autogenes Training von Dr. med. Bernt Hoffmann, Deutscher Taschenbuchverlag, 18. Auflage, Juni 2009
- Der Wind bringt mir die Träume zurück von Else Müller, Fischer Taschenbuchverlag, 2.Auflage, Juli 2009
- Fantasiereisen für Jugendliche von Stefan Adams, Books on Demand GmbH, 2007
- Neue Fantasiereisen von Stefan Adams, Don Bosco Medien GmbH, 6.Auflage 2010
- Die heilende Kraft der Klangmassage von Peter Hess, Südwest Verlag, 2008
- Morschitzky, H. Angststörungen. Diagnostik, Konzepte, Therapie, Selbsthilfe. Erschienen 2002
- Hiltrud Lodes "Atme richtig", erschienen im Mosaikverlag Wilhelm Goldmann Verlag, München
- Die Ewigkeit ist jetzt, von Ayya Khema, erschienen im Fischerverlag 1998/2008
- Duden - Das Fremdwörterbuch
- Meditation nach einer Vorlage von Ayya Khema mit freundlicher Genehmigung vom Jhana Verlag im Buddha - Haus

Die Phantasiereisen sind von Reinhard Frederking.
Copyright bei Reinhard Frederking

Hinweis für die Leser dieser Prüfungsarbeit

Die vorliegende Prüfungsarbeit ist sorgfältig erarbeitet worden.
Dennoch erfolgen alle Angaben ohne Gewähr.
Der Autor kann für eventuelle Schäden, die aus den in dieser
Prüfungsarbeit gegebenen Hinweisen resultieren, keine Haftung
übernehmen.
Alles was der Leser dieses Buches aus dem Inhalt verwendet
geschieht eigenverantwortlich.

Über den Autor:
Reinhard Frederking ist von Beruf Entspannungspädagoge und Ernährungsberater.
Er ist verheiratet und hat drei Kinder.
In Pegnitz, einer schönen Kleinstadt, dem Tor zur Fränkischen Schweiz, gibt er Seminare für Autogenes Training, Entspannung und gesunde Ernährung.
Dieses Buch ist sein erstes Werk.
Weitere Bücher werden folgen.

Kurse:

Faszination Autogenes Training mit Klang und Phantasie,
Wochenendseminar, Freitag 14:30 Uhr bis Sonntag 12:30 Uhr.
Näheres unter www.gesunde-ernaehrungstipps.de

Entspannungswochenende mit Tipps zur gesunden Ernährung, mit
Entspannungsübungen, Klangbad und Tipps zur Stressbewältigung
am Arbeitsplatz. Freitag 14:30 Uhr bis Sonntag 12:30
Näheres unter www.gesunde-ernaehrungstipps.de

Weitere Kurse unter www.gesunde-ernaehrungstipps.de

Schlußwort

Danke, Danke, Danke! Ich kann es gar nicht oft genug sagen.

Als allererstes möchte ich mich bei **meiner Familie** bedanken, die mir diese Ausbildung ermöglicht hat. Bei meiner lieben Frau Regina, die mir einen Teil meiner Pflichten als Familienvater abgenommen hat und mich unterstützt hat wo Sie konnte; meinen tollen Kindern Katrin, Julia und Matthias, die mir auch gerne als Versuchspersonen gedient haben, und natürlich meinem Vater, Horst Frederking, der mich auch finanziell bei meiner Ausbildung unterstützt hat.

Dann möchte ich mich natürlich bei meinen Ausbildern recht herzlich für Ihre abwechslungsreiche und interessante Gestaltung des Unterrichts bedanken. Es gab keine Sekunde der Langeweile und wir hatten auch viel zu staunen und zu lachen.
Vielen Dank an:
- Monika Mootz
- Andrea Freund
- Jakoba Blechschmied
- Sabine Fischer
- Else Müller
- Ulrich Jentzen

und natürlich ein herzliches Dankeschön an die lieben Mitstudenten, die mit mir die Ausbildung gemacht haben, es war eine wunderschöne Zeit des Lernens und ein tolles miteinander, eine Zeit an die ich mich immer wieder gerne erinnern werde.
Und ein herzliches Dankeschön an alle, die mich in irgendeiner Weise unterstützt haben.